ulmer

Rudi Beiser

Öle, Cremes und Salben aus Heilpflanzen

Wirksame Rezepturen selbst gemacht

Inhalt

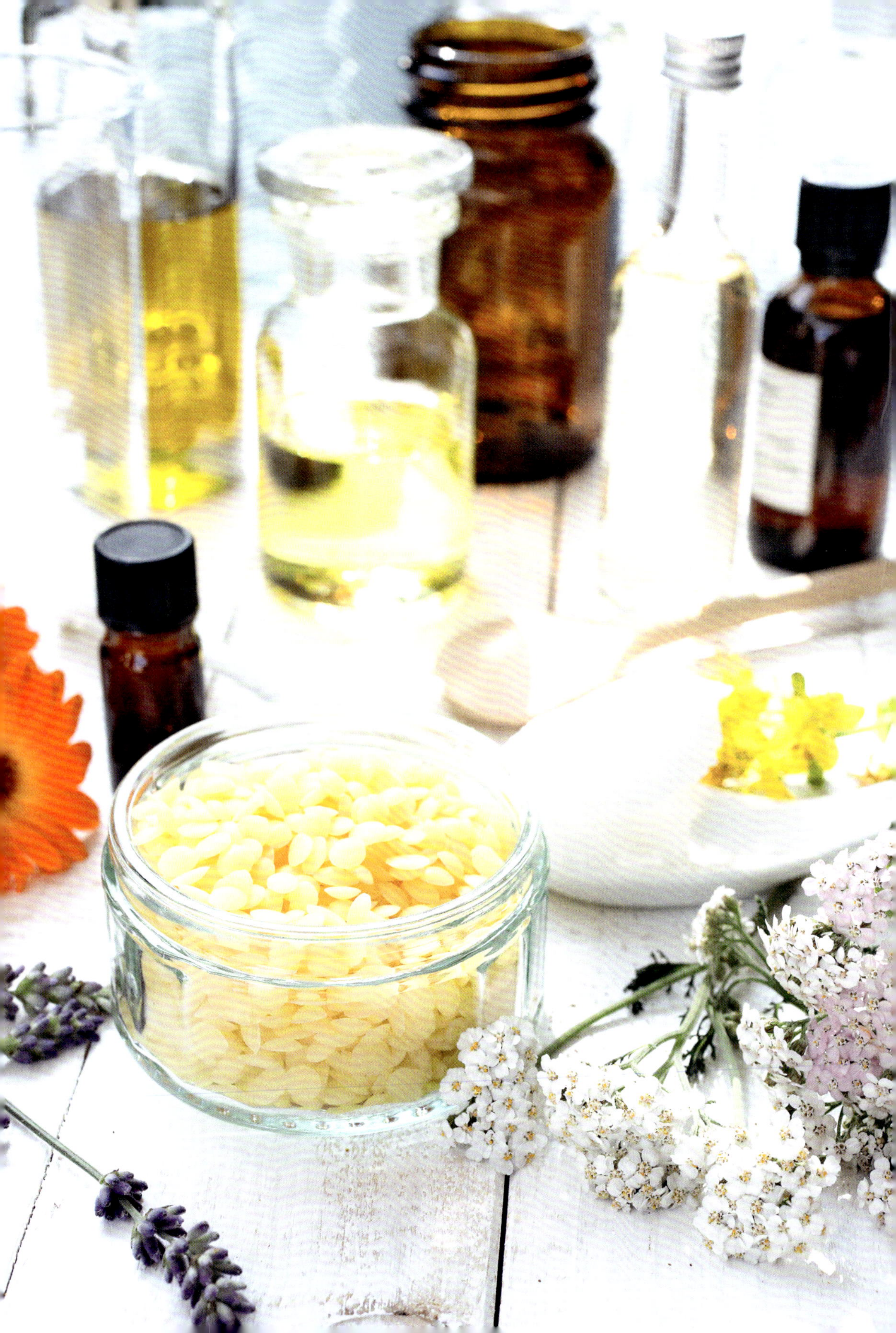

Heilsame Öle und Salben selber machen

Das Heilen mit Pflanzen ist so alt wie die Menschheit selbst. In diesem enorm langen Zeitraum ist ein unglaublicher Erfahrungsschatz zusammengekommen, aus dem wir schöpfen können. Bei einer Vielzahl von Erkrankungen können pflanzliche Heilmittel nebenwirkungsfrei eingesetzt werden. Deshalb interessieren sich immer mehr Menschen für die Heilkraft der Pflanzen. Das Schöne dabei ist, dass Sie pflanzliche Heilmittel in der Regel leicht selbst herstellen können. Und hinterher wissen Sie genau, was sich in Ihrem Produkt befindet. Das Selbersammeln und das liebevolle Verarbeiten machen nicht nur zufrieden, sehr oft werden schon jetzt Selbstheilungskräfte aktiviert, die uns der Gesundung näher bringen. Natürlich gibt es alle benötigten Heilpflanzen auch zu kaufen, aber es macht auch unglaublich viel Freude, sie in der Natur kennenzulernen oder sie im eigenen Garten anzupflanzen. Selbst gesammelte und selbst verarbeitete Heilkräuter machen das Produkt einzigartig – und so frisch und unverfälscht können sie im Handel ohnehin nicht angeboten werden.

Wer Pflanzenheilmittel selbst herstellen möchte, findet im Buchhandel eine unglaubliche Fülle an Heilpflanzenbüchern. Im Vordergrund steht zumeist die Anwendung von Heilpflanzentees, während Heilöle und Salben etwas weniger Beachtung finden. Öle und Fette werden eher im Bereich der Lebensmittel eingesetzt und seltener als Bestandteil von Arzneimitteln gesehen. Diese Lücke soll das vorliegende Buch schließen. Sie werden praxisnah über die nötigen Rohstoffe und die optimalen Herstellungsverfahren informiert. Sie erfahren Schritt für Schritt, wie Sie hochwertige Ölmazerate sowie Salben und Cremes selbst herstellen können. In vielen Tipps zeige ich Ihnen, wie Sie aus den Pflanzen dabei das Optimum an Wirkstoffen herauslösen. Die Pflanzenwelt schenkt uns so viele Heilstoffe – wir wollen sie optimal nutzen! Und ganz nebenbei lernen Sie auch noch einiges über die Pflanzen selbst, in eingestreuten kurzen Porträts. In den über 70 erprobten Rezepten finden Sie viele Anwendungsmöglichkeiten für die häufigsten gesundheitlichen Beschwerden.

Natürlich kann das Buch keinen Arzt oder Heilpraktiker ersetzen. Bei unklaren Beschwerden sollten Sie fachkundigen Rat einholen. Auch bei der arzneilichen Nutzung von Heilpflanzen ist es erforderlich, sich über Gegenanzeigen, Nebenwirkungen und Anwendungsdauer zu informieren.

Heilöle und Salben haben neben den wirksamen Inhaltsstoffen noch ein weiteres Plus zu bieten: die menschliche Berührung. In der Regel müssen sie nämlich in die Haut eingerieben oder einmassiert werden. Der Berührungssinn ist unser ältester Sinn – die sanfte Berührung der Haut mit einer Hand, auch wenn es die eigene ist, tut gut und ist somit ein wichtiger Heilungsimpuls. Noch wirksamer sind Berührung, Nähe und Zuwendung, wenn sie von Partner zu Partner oder von Eltern zu Kind stattfinden.

Ich wünsche Ihnen viel Freude beim Herstellen und vor allem viel Erfolg beim Anwenden der heilsamen Öle und Salben.

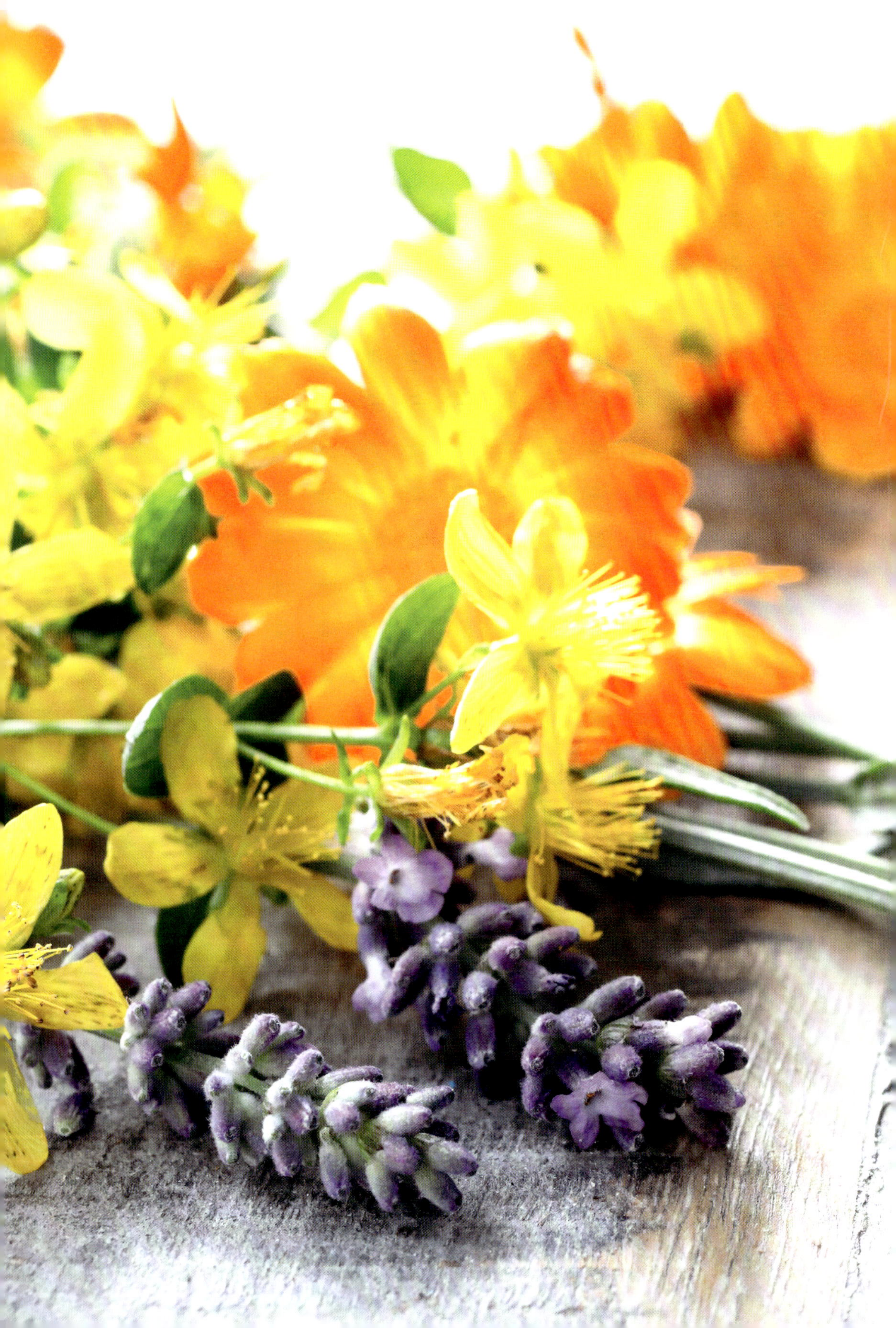

Damit es richtig gut wird

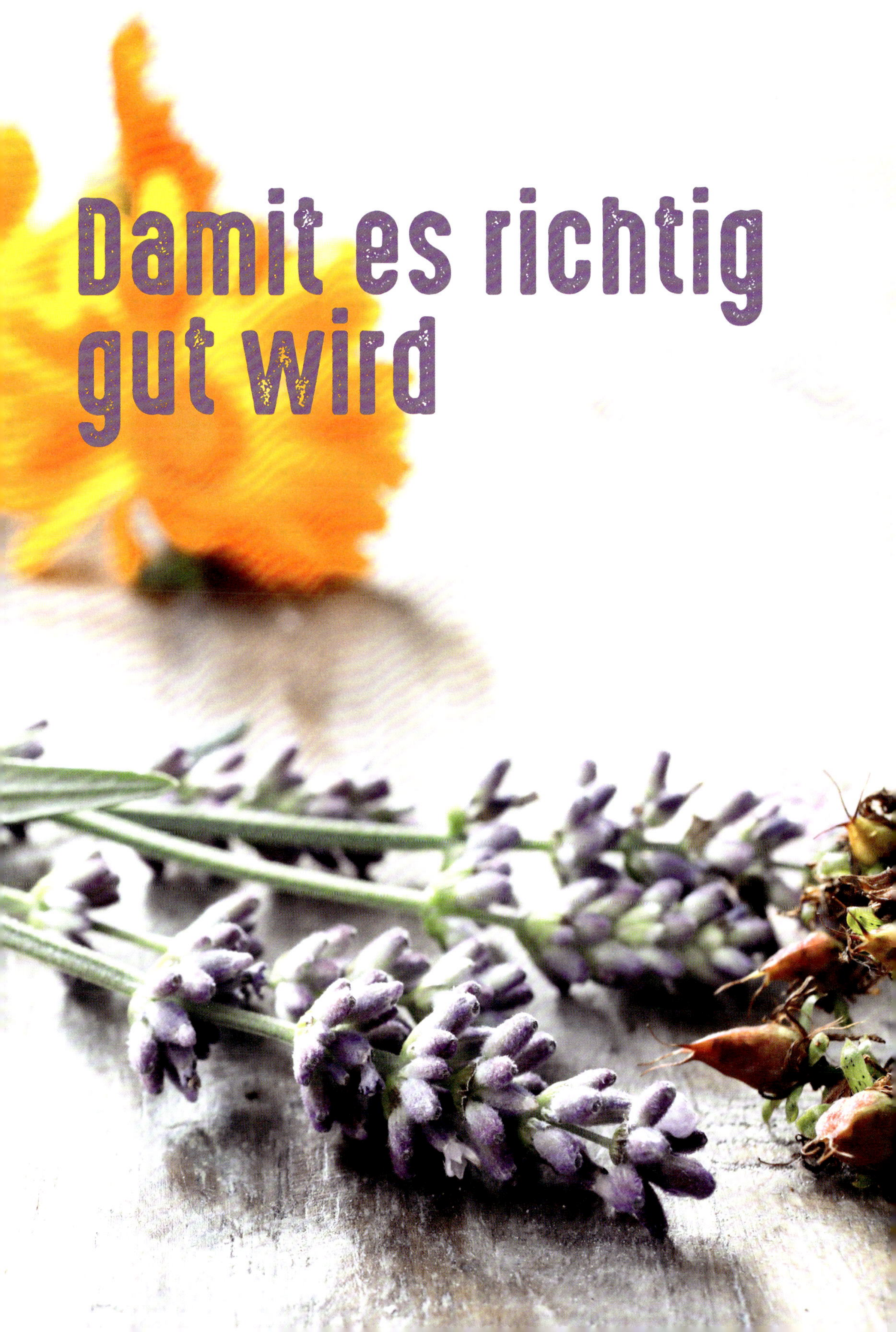

Kleine Kulturgeschichte der Heilöle und Salben

Seit Urzeiten verwendeten unsere Vorfahren Öle und Fette nicht nur im Bereich Nahrungsmittel, sondern auch für medizinische Zwecke. Schon früh hatte man erkannt, dass sich Fette gut eignen, um damit Hauterkrankungen und -verletzungen zu behandeln. Die ersten Erfahrungen sammelten vermutlich die steinzeitlichen Sammlerinnen und Jäger mit Tierfetten, die sie über dem Feuer ausschmolzen und mit Heilpflanzen anreicherten.

Pflanzenöle seit der Jungsteinzeit

Vor etwa 12 000 Jahren begannen die Menschen mit Ackerbau und Viehzucht (Jungsteinzeit): Schafe und Ziegen lieferten ihnen nun Fette in Form von Butter und Schmalz. Gleichzeitig wurden bereits die ersten Ölsaaten gezielt angebaut. Die daraus gepressten pflanzlichen Öle wurden ebenfalls zur Herstellung von Heilölen und -salben genutzt. In der Bronzezeit (ca. 3000–1000 v. Chr.) nutzte man beispielsweise schon Öle aus Distelsamen (Safloröl), Leinsamen, Mohn, Mandeln, Oliven, Rizinus und Sesam. Vor allem in den Hochkulturen Mesopotamiens und Ägyptens wurden verschiedenste Ölfrüchte angebaut.

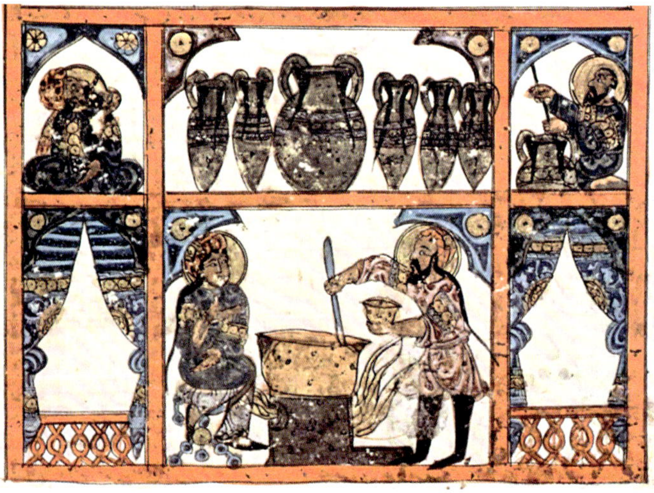

Illustration aus dem Kräuterbuch des Dioskurides.

In der Antike war zweifellos das Olivenöl das beliebteste Öl, wie es in Kreta schon 3000 v. Chr. aus den Früchten kultivierter Olivenbäume gepresst wurde. Der Ölbaum war der Göttin Athene geweiht. Damals stand das Fällen eines gesunden Olivenbaumes unter Todesstrafe. Von den Griechen übernahmen die Römer die Olivenkultur. Das Öl war für sie nicht nur Grundnahrungsmittel, sondern auch Hautpflege, Medizin und Opfergabe an die Götter. Überall im Römischen Reich verbreitete sich die Olivenkultur und es entstanden Ölmühlen und Ölpressen. Der griechische Arzt Dioskurides (40–90 n. Chr.), der in römischen Diensten praktizierte, erwähnte im 1. Buch seines großen Medizinwerkes die Heilwirkung zahlreicher Öle und Salböle. So wird dort beispielsweise die Herstellung von Ölmazeraten aus Basilikum, Dill, Eberraute, Lorbeer, Majoran und Rosen sowie deren Heilwirkung beschrieben. Auch zahlreiche duftende Salböle mit wertvollen Harzen und Zimt werden aufgelistet. Salböle nannte man duftende Öle, und sie wurden nicht nur für Heilzwecke, sondern auch für religiöse, kultische oder kosmetische Zwecke eingesetzt.

Auch in anderen Teilen der Welt wurden ölhaltige Pflanzen zu ähnlichen Zwecken genutzt. Die Ureinwohner Mittelamerikas verarbeiteten Jojobaöl, und die Inkas in Südamerika nutzten das Öl der Erdnuss. In China und Indien wurde Sesam für die Ölgewinnung angebaut.

EBERRAUTE

Der griechische Arzt Dioskurides schrieb im 1. Jahrhundert über Eberrautenöl: „Es hat erwärmende Kraft, ist wirksam gegen Verstopfung und Verhärtungen in der Gebärmutter, befördert die Menstruation und die Nachgeburt."

Salben – eine Erfindung antiker Hochkulturen

Auch Salben wurden schon in frühester Zeit erwähnt. Während die Inder in der ayurvedischen Medizin Salben aus Butter und Heilpflanzen rührten, fertigten die Ägypter ihre Salben aus Ölen, Honig und kostbaren Harzen. In den Grabstätten der Pharaonen wurden zahlreiche Salbengefäße gefunden. Die Ägypter verehrten den Gott Schesmu, dem die Parfüm- und Salbenherstellung zugeordnet war. Die Griechen stellten ihre Salben aus Öl, Wachs und Pflanzenauszügen her. Dem römischen Schriftsteller Plinius dem Älteren (23–79 n. Chr.) zufolge hatten die Griechen ihr Salbenwissen von den Persern, denn angeblich hatte Alexander der Große (356–323 v. Chr.) im Lager des besiegten persischen Königs Dareios ein ganzes Schränklein voll Salben gefunden.

Basiswissen für gute Heilöle

Gute Rohstoffe für gute Heilmittel: Die Qualität der Rohstoffe ist von entscheidender Bedeutung für die optimale Heilmittelherstellung. Sowohl das Auszugsmittel Öl als auch die verwendeten Heilpflanzen und die beigefügten ätherischen Öle sollten eine bestmögliche Qualität aufweisen. Aus diesem Grund werden in den Rezepten nur natürliche Zutaten eingesetzt, die möglichst schonend produziert wurden.

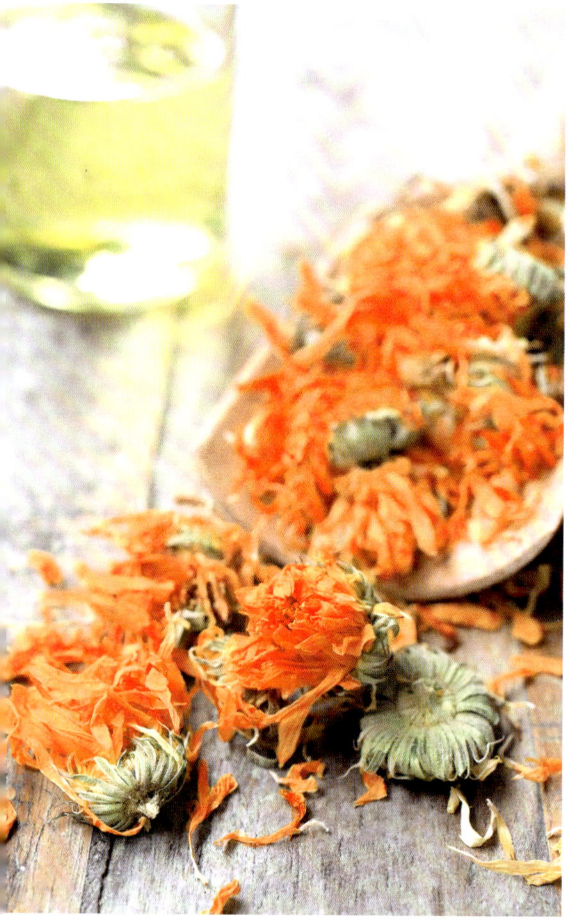

Ringelblumenblüten. Schonend im Ganzen getrocknet, enthalten sie noch viele der Wirkstoffe, die wir für unsere Haut brauchen.

Der Rohstoff Heilpflanze

Die Heilpflanze bringt mit ihren Inhaltsstoffen den Heilimpuls in das Produkt. Dementsprechend können nur mit wirkstoffreichen Kräutern wirkungsvolle Heilmittel hergestellt werden. Also müssen Sie die Kräuter so ernten und verarbeiten, dass sie eine bestmögliche Wirkstoffqualität besitzen. Die Erfahrung zeigt, dass Selbermachen in der Regel die besten Ergebnisse liefert, denn die handelsüblichen Kräuterprodukte sind durch Massenproduktion und maschinelle Verarbeitung leider weit entfernt von einer optimalen Qualität. Vor allem getrocknete Heilpflanzen haben durch die maschinelle Zerkleinerung oft schon viele Inhaltsstoffe verloren. Qualitativ hochwertige Kräuter werden nicht zerkleinert.

Getrocknete Kräuter haben gegenüber frisch gesammelten Kräutern ohnehin einige Nachteile. Zum einen gehen beim Trocknungsprozess durch die zugeführte Wärme und durch enzymatische Prozesse unweigerlich Wirkstoffe verloren. Zum anderen werden getrocknete Heilpflanzen in der Regel für mehrere Monate bis Jahre gelagert. In dieser Zeit gehen beständig weitere Wirkstoffe verloren, zumal die handelsüblichen Heilpflanzendrogen leider meist stark zerkleinert werden. In Millimetergröße zerschnittene Heilpflanzen verhalten sich jedoch wie Mineralwasser, das in einer offenen Flasche nach und nach seine Kohlensäure verliert. Unzerkleinerte Blätter und Blüten gleichen dagegen einer geschlossenen Flasche: Sie konservieren die Wirkstoffe, bis diese gebraucht werden. Untersuchungen ergaben beispielsweise, dass zerkleinerte Pfefferminze während eines Jahres Lagerung 35 % des ätherischen Öls verliert, während sich bei unzerkleinerten Pfefferminzblättern nur 5 % des ätherischen Öls verflüchtigt.

DIE OPTIMALE TROCKNUNG

Das Trocknen der Pflanzen ist eine unverzichtbare Konservierungsmethode, denn es stehen z. B. nicht ganzjährig frische Ringelblumenblüten zur Verfügung. Deshalb sollten Sie sich von all den Pflanzen einen Vorrat anlegen, die Sie gerne jahreszeitunabhängig zu Heilölen oder Salben verarbeiten möchten. Wenn Sie nun Blätter oder Blüten zur Bevorratung trocknen, achten Sie unbedingt darauf, dass diese möglichst nicht zerkleinert werden. Denn an jeder Bruchstelle können während der Lagerung wertvolle Wirkstoffe verloren gehen. Erst wenn Sie den Ölauszug oder die Salbe zubereiten, zerkleinern Sie die getrockneten Pflanzenteile, denn jetzt sollen die Wirkstoffe aus den Pflanzenzellen in das Öl gelangen.

Zur Trocknung werden die vom Stängel abgestreiften Blätter bzw. die gepflückten Blüten der Heilpflanzen an einem warmen schattigen Ort dünn ausgebreitet, z. B. auf mit Stoff oder Fliegendraht bespannten Holzrahmen. Auf keinen Fall sollte man sie in der Sonne trocknen, denn dadurch gehen wichtige Wirkstoffe verloren. Richtig trocken ist das Ganze erst, wenn die Stiele der Blätter und Blüten sich brechen, also nicht mehr biegen lassen. Gut getrocknete Blätter kann man zwischen den Handflächen zu Pulver zerreiben.

SELBER SAMMELN IST BESSER

Es gibt zwar einige wenige Hersteller, die Kräuter nicht oder nur ganz wenig zerkleinern, aber das Angebot ist eben sehr klein. Deshalb lohnt es sich auf jeden Fall, selber zu ernten und zu trocknen.

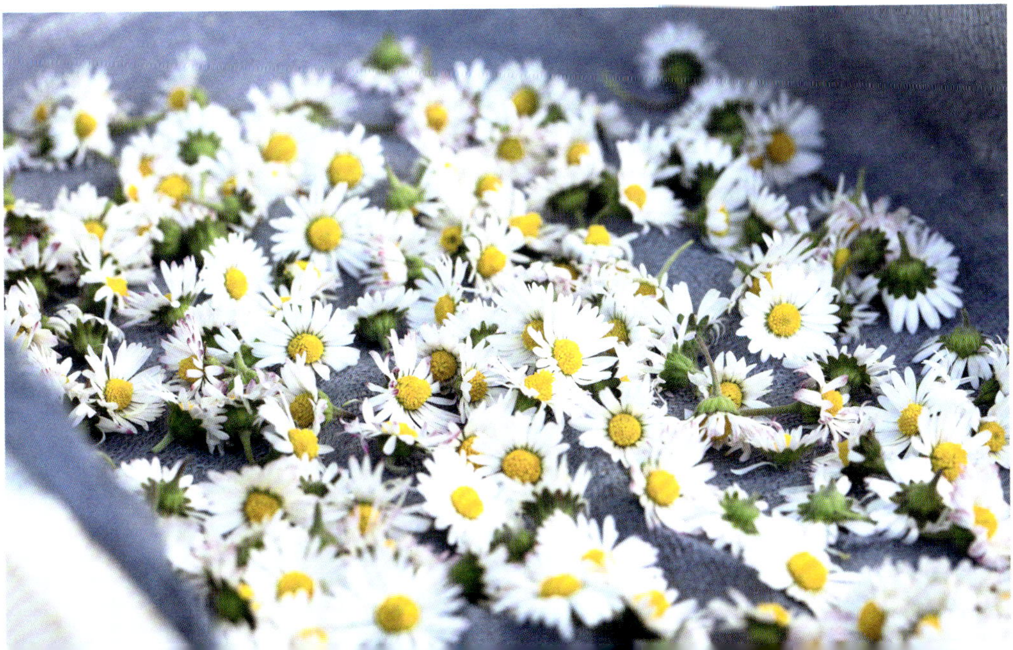

Blätter oder Blüten werden zum Trocknen im Schatten gleichmäßig und in einer lockeren Schicht ausgebreitet.

Es gibt auch spezielle Dörrgeräte, die durch Wärmezufuhr eine sehr schnelle Trocknung herbeiführen. Dabei darf die Temperatur nicht höher als 40 °C ausfallen, damit die Wirkstoffe erhalten bleiben. Solche Dörrgeräte sind vor allem sinnvoll bei Pflanzen, die in der Umgebungsluft nur sehr schwer zu trocknen sind, wie die Blütenköpfchen der Ringelblume, die Blätter von Basilikum oder die Blüten der Königskerze.

LAGERUNG

Nach der fachgerechten Trocknung können Sie die Pflanzenteile unzerkleinert in dicht schließende Gläser abfüllen und möglichst dunkel und kühl aufbewahren. Sie werden überrascht sein über den hohen Wirkstoff- und Aromagehalt dieser hochqualitativen Drogen.

Rinden und Wurzeln sind durch ihre feste Zellstruktur etwas schwieriger zu trocknen. Sie haben lange Trocknungszeiten, denn sie geben das Wasser nur sehr schwer ab. Hier ist es ausnahmsweise sinnvoll, die Pflanzenteile in größere Stückchen zu schneiden und dann mit künstlich zugeführter Wärme zu trocknen, also entweder in Dörrgeräten, an der Heizung oder im Backofen. Auch hier gilt: 40 °C sollten nicht überschritten werden. Beim Backofen ist es wichtig, die Tür leicht geöffnet zu halten, damit die Feuchtigkeit entweichen kann. Ähnlich verhält es sich mit Früchten (z. B. Holunderbeeren), die an der natürlichen Umgebungsluft kaum richtig trocken werden.

DROGEN

Übrigens: Das Wort „Droge“ bezeichnet in der Umgangssprach zwar auch rauscherzeugende Substanzen, aber man nutzt es ebenfalls für getrocknete Pflanzen, die zur Arzneimittelherstellung verwendet werden.

DER OPTIMALE ERNTEZEITPUNKT

Um eine gute Heilpflanzenqualität zu erlangen, ist es sehr wichtig, auf den optimalen Erntezeitpunkt zu achten. Wie bei Obst und Gemüse gibt es nämlich auch bei Heilpflanzen eine optimale „Reifezeit“. Das heißt, dass in jeder Heilpflanze nur in einem begrenzten Zeitraum die von uns gewünschten Wirkstoffe in großer Menge anzutreffen sind. Wenn Sie den richtigen Erntezeitraum beachten, dann bekommen Sie ein hochqualitatives Heilmittel. Johanniskraut z. B. bildet erst gegen Ende der Blütezeit den Stoff Hyperforin, der für das beliebte Johanniskrautöl enorm wertvoll ist. Und wenn Sie für ein Heilöl die schleimlösenden ätherischen Öle des Thymians benötigen, dann sollten Sie diesen zu Blühbeginn ernten, da er zu dieser Zeit quantitativ und qualitativ das beste ätherische Öl entwickelt. Den jeweils richtigen Zeitpunkt zur Ernte finden Sie in der Heilpflanzen-Tabelle im Anhang dieses Buchs ab Seite 150.

FRISCHE ODER GETROCKNETE KRÄUTER?

Für die Ölauszüge können Sie grundsätzlich sowohl frische als auch getrocknete Heilkräuter verwenden. Getrocknete Kräuter haben den Vorteil, dass sie ganzjährig verfügbar sind: Sie können also einen Ölauszug herstellen, auch wenn die frischen Pflanzen gerade nicht erntereif sind. Außerdem enthalten getrocknete Pflanzen kein Wasser – und Wasser vermindert die Stabilität eines Öls, weshalb sogar oft getrocknete Kräuter dezidiert empfohlen werden. Allerdings sollten die getrockneten Kräuter eine vernünftige Qualität haben, was leider oft nicht der Fall ist. Ein Nachteil von getrockneten Pflanzen ist zudem, dass die Zellstruktur durch den Trocknungsprozess stark verdichtet ist und die Pflanzeninhaltsstoffe somit bei der Mazeration in Öl viel schwieriger in Lösung kommen.

Erntefrische Heilkräuter sind auf jeden Fall wirkstoffreicher als getrocknete Pflanzen und geben aufgrund der weichen Zellstruktur ihre Inhaltsstoffe leichter in das Öl ab. Ihr Nachteil ist eben der hohe Wassergehalt, und bei unsachgemäßer Handhabung kann es zu Schimmelbildung kommen. Deshalb sollten Sie die frischen Kräuter auf keinen Fall waschen. Das aber setzt voraus, dass Sie nur saubere und gesunde Pflanzenteile ernten.

VORSICHTSMASSNAHMEN BEI FRISCHPFLANZEN

Nun gibt es einige Maßnahmen, mit denen Frischpflanzen-Ölauszüge problemlos gelingen: Um den Wassergehalt schonend zu reduzieren und die Schimmelgefahr zu mindern, sollten Sie die Frischkräuter einen Tag lang an einem warmen, schattigen Ort anwelken lassen. Oder Sie legen die Pflanzen vor der Verarbeitung 2–3 Stunden lang in ein Trockengerät oder in den Backofen. Die Temperatur darf dabei 40 °C nicht überschreiten. Was das Anwelken betrifft, gibt es allerdings eine Ausnahme: Johanniskraut sollte bei der Verarbeitung ganz frisch sein, damit der wichtige Wirkstoff Hyperforin nicht geschädigt wird.

Außerdem müssen Frischpflanzen während des Auszuges immer gut mit Öl bedeckt sein. Achten Sie darauf, dass nichts oben herausgeragt. Das Auszugsgefäß darf nur atmungsaktiv verschlossen werden (z. B. mit Fliegengaze oder einer Baumwollkompresse), damit überschüssiges Wasser verdunsten kann. Beim Abfiltern des Auszugsöls werden Frischpflanzen auf keinen Fall ausgepresst, damit der Wasseranteil im Öl nicht zu hoch wird. Dies würde die Haltbarkeit verschlechtern. Das Abpressen ist der häufigste Fehler bei der Herstellung von Ölmazeraten aus frischen Pflanzen. Gießen Sie das Auszugsöl also in ein großes feines Sieb und lassen Sie das Öl über mehrere

Stunden abtropfen. Danach können Sie die Kräuter in ein anderes Gefäß abpressen. Aber dieses qualitätsgeminderte (weil verwässerte) Öl sollten sie dann möglichst bald verwenden, da es schnell an Stabilität verliert.

Wer getrocknete Pflanzen verwendet, kann sich dieses aufwendige Arbeiten sparen, aber manche Pflanzen, wie z. B. Johanniskraut, müssen unbedingt frisch verwendet werden, da wichtige Wirkstoffe wie das entzündungshemmende Hyperforin nur in der frischen Pflanze vorhanden sind (Hyperforin ist sehr instabil und geht beim Trocknen der Pflanze verloren). Aber auch andere Pflanzen verlieren beim Trocknen wirksamkeitsbestimmende Inhaltsstoffe. Bei den Rezepten weise ich jeweils darauf hin, wenn man unbedingt mit einer frischen Pflanze arbeiten sollte.

FRÜH ERKANNT

Schon kurz nach dem Ersten Weltkrieg hat der Mediziner Gerhard Madaus (1890–1942) die Problematik erkannt: „In den getrockneten Drogen sind manche Inhaltsstoffe der frischen Pflanzen zum Teil völlig vernichtet, zum Teil geschädigt oder vermindert."

Der Rohstoff Öl

Nicht nur die Heilpflanzen, sondern auch die verwendeten Öle und Fette sollten eine bestmögliche Qualität haben – das heißt, natürlichen Ursprungs und möglichst wenig verarbeitet sein. Diese Anforderungen erfüllen vor allem die sogenannten nativen Pflanzenöle, die auf Seite 23f. beschrieben werden. Viele käufliche Produkte enthalten demgegenüber – aus Kostengründen – Mineralöle und raffinierte Öle.

MINERALÖLE UND RAFFINIERTE ÖLE MEIDEN

Mineralöle gewinnt man durch Destillation fossiler Rohstoffe wie Kohle oder Erdöl. Zu den Mineralölprodukten gehören Paraffine oder Vaseline. Sie sind äußerst stabil und nahezu ewig haltbar. Chemisch gesehen sind es keine richtigen Öle oder Fette, sondern gesättigte Kohlenwasserstoffe. Die unnatürlichen Mineralöle unterstützen die Haut in keiner Weise. Im Gegenteil: Sie dichten ab, behindern die Hautatmung und schwächen das Immunsystem der Haut. Durch ihre Molekulargröße dringen sie nicht in die Haut ein und können somit auch keine Heilstoffe in die Haut „einschleusen". Zu den Mineralölprodukten zählt auch das sogenannte Melkfett, das häufig in selbst hergestellten Salben eingesetzt wird. Anders als Mineralöle dringen Pflanzenöle in die oberen Hautschichten ein.

Ebenfalls recht kostengünstig sind die **raffinierten Speiseöle**, die aus ölhaltigen Samen, Nüssen oder Früchten gewonnen werden. Sie werden gerne als Basisöl verwendet, weil sie geruchs- und geschmacksneutral sind. Außerdem sind raffinierte Öle wesentlich länger haltbar (mindestens 24 Monate) als native Pflanzenöle, und sie können hoch erhitzt werden. Raffinierte Öle durchlaufen im Unterschied zu nativen Pflanzenölen

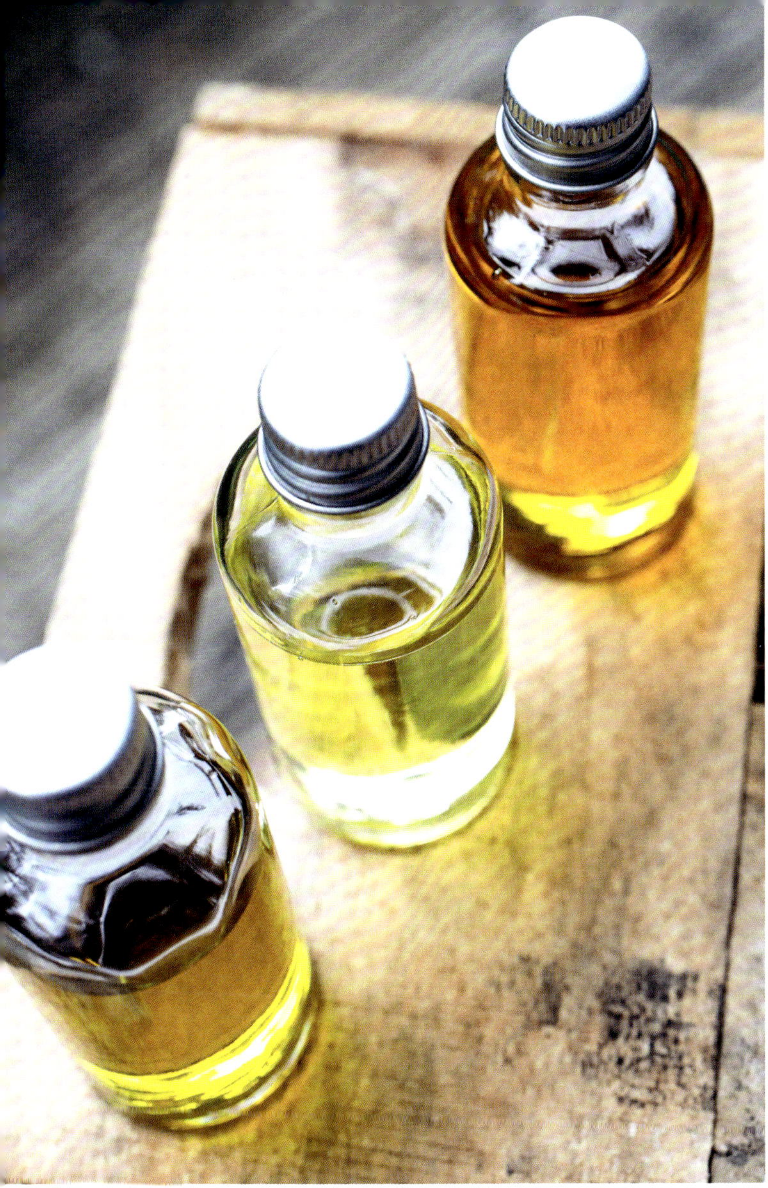

Egal welches Öl Sie verwenden: Es ist wichtig, dass die Qualität stimmt und dass es sich um ein natives Öl handelt.

zahlreiche Verarbeitungsschritte. Sie werden entweder mit Lösemitteln (Leichtbenzin) extrahiert („Chemische Extraktion"), oder sie werden durch Wärmezufuhr heiß gepresst. Dann folgt ein Raffinationsprozess, bei dem entschleimt, entsäuert, gebleicht und desodoriert wird. Beim Desodorieren wird das Öl beispielsweise bis zu 60 Minuten lang hohen Temperaturen ausgesetzt. Das energieintensive Desodorieren ist eine Wasserdampfdestillation und vor allem bei der Chemischen Extraktion nötig, um die giftigen Lösemittel zu entfernen. Nach der Raffination bleibt ein Öl zurück, das sämtliche wertvollen Fettbegleitstoffe (z. B. Vitamine und Carotinoide) verloren hat. Weit über 90 % der erzeugten Pflanzenöle werden der Raffination unterzogen.

NATIVE ÖLE SIND QUALITATIV HOCHWERTIG

Dagegen sind **native Öle** weitgehend naturbelassen. Das heißt, das Öl wird weder vor noch während der Pressung mit Wärme behandelt, um die Ausbeute zu erhöhen. Nach der Pressung ist keine chemische Bearbeitung erlaubt, sodass die nativen Öle ihren typischen Geschmack und ihre typische Farbe behalten. Sie enthalten viele gesundheitsförderliche Fettbegleitstoffe. Früher nutzte man oft den Begriff „kalt gepresst", der allerdings etwas irreführend ist. Denn bei jeder mechanischen Pressung wird physikalisch Wärme erzeugt, sodass auch native Öle während der Pressung 60 °C warm werden können. Native Öle sind natürlich hochpreisiger als raffinierte Öle, aber ein wirklich gutes Öl kann gar nicht billig sein. Mit nativen Pflanzenölen tun Sie Ihrer Gesundheit auf jeden Fall etwas Gutes, egal ob Sie sie in der Ernährung nutzen oder für die Herstellung von Heilölen und Salben.

Die schonende Verarbeitung von nativen Pflanzenölen sagt allerdings nichts über den Anbau der Ölpflanzen aus. Sie können durchaus aus konventionellem Anbau stammen und somit mit chemischen Pflanzenschutzmitteln (Pestiziden) behandelt worden sein. Gerade Ölfrüchte sind oft sehr kritisch belastet, da Pestizide öllöslich sind.

Das beste Öl für die Herstellung von Heilölen ist also ein natives Öl aus kontrolliert biologischem Anbau. Bei biologischem Anbau ist die Schadstoffmenge in Lebensmitteln und Grundwasser geringer – und zugleich bedeutet er einen aktiven Natur- und Artenschutz! Das sogenannte Insektensterben zeigt deutlich die Auswirkungen der Pestizide auf das Ökosystem. (All dies gilt selbstverständlich auch für den Anbau der verwendeten Heilpflanzen.)

DIE CHEMIE DER ÖLE UND FETTE

Jedes Pflanzenöl hat eine ganz individuelle chemische Zusammensetzung. Unter anderem davon hängt es ab, ob ein Öl sehr schnell oxidiert und ranzig wird, oder ob es durch gute Haltbarkeit punktet.

Die Begriffe **Pflanzenöl** und **Pflanzenfett** beschreiben nur den Unterschied in der Konsistenz. Was bei Zimmertemperatur (20–22 °C) flüssig ist, wird als Öl bezeichnet, was dagegen fest oder halbfest ist, nennt man Fett. Kokosfett ist im tropischen Indonesien also tatsächlich ein flüssiges Öl, bei uns muss es jedoch als Fett bezeichnet werden. Außerdem gibt es bei den Fetten noch den Unterbegriff der **Pflanzenbutter**, wozu z. B. Kakaobutter und Sheabutter zählen. Sie haben bei Zimmertemperatur eine streichfähige, butterartige Konsistenz.

Fette und Pflanzenbutter werden bei der Salbenherstellung zu den Konsistenzgebern gerechnet, da sie Salben und Cremes stabilisieren und fester machen (siehe Seite 48f.).

GESÄTTIGT ODER UNGESÄTTIGT?

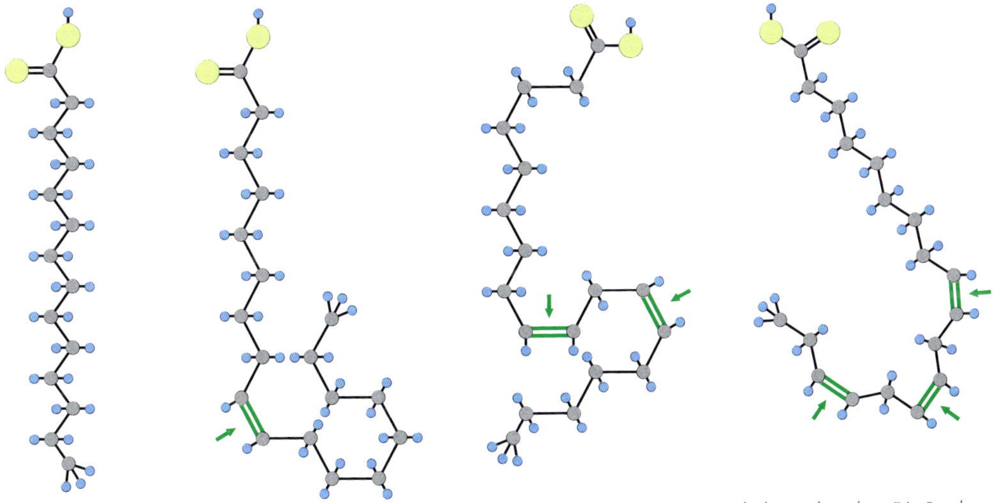

Von links nach rechts: Die Strukturen einer gesättigten und einer einfach, zweifach und dreifach ungesättigten Fettsäure.

Vereinfacht gesagt: Alle Pflanzenöle und Fette sind chemische Verbindungen aus einem Glycerinmolekül und drei meist unterschiedlichen Fettsäuremolekülen. Man nennt diese Verbindungen Triacylglycerole (früher: Triglyceride).

Die verschiedenen Fettsäuren unterscheiden sich zum einen durch ihre Kettenlänge (lang, mittel oder kurz), also durch die Anzahl der Kohlenstoffatome.

Zum anderen unterscheiden sich Fettsäuren durch den Sättigungsgrad, also die Anzahl der Doppelbindungen (zwischen zwei Kohlenstoffatomen). Je mehr Doppelbindungen eine Fettsäure hat, desto ungesättigter und reaktionsfreudiger ist sie. Eine Doppelbindung ist also nicht stabiler als eine Einfachbindung, sondern wesentlich instabiler.

Gesättigte Fettsäuren haben keine Doppelbindungen. Dazu gehören beispielsweise die Palmitinsäure im Palmkernöl oder die Myristinsäure im Kokosöl. Sie sind sehr reaktionsträge und bilden bei Zimmertemperatur eine feste Masse. Bei gesättigten Fetten sind alle freien Bindungsstellen mit Wasserstoff belegt (= gesättigt). Gesättigte Fettsäuren findet man vor allem in Fetten tierischer Herkunft (z. B. Butter).

Einfach ungesättigte Fettsäuren haben nur eine Doppelbindung, wie z. B. die Ölsäure, die im Mandel- oder Olivenöl stark vertreten ist. Solche Fettsäuren ziehen langsam in die Haut ein, sind aber tiefenwirksam und sehr pflegend.

Zweifach ungesättigte Fettsäuren sind mit zwei Doppelbindungen bestückt. Dazu gehört z. B. die Linolsäure, die in Sonnenblumenöl, Leinöl oder Traubenkernöl gehäuft vorkommt. Solche Fettsäuren werden gut und schnell von der Haut aufgenommen. Sie wirken hautregenerierend.

Mehrfach ungesättigte Fettsäuren besitzen drei oder mehr Doppelbindungen. Dazu gehören beispielsweise die Alpha-Linolensäure (drei Doppelbindungen) oder die Gamma-Linolensäure (drei Doppelbindungen), auch als Omega-3-Fettsäuren bekannt. Solche Fettsäuren sind vor allem in den kostbaren Wirkstoffölen enthalten (siehe Seite 28f.), wie beispielsweise Leinöl, Nachtkerzenöl oder Granatapfelsamenöl. Diese Fettsäuren sind sehr reaktionsfreudig und wirken beispielsweise stark entzündungshemmend. Manche beeinflussen den Hormonhaushalt positiv. Äußerlich angewendet können sie Hauterkrankungen lindern, wie z. B. Schuppenflechte oder Neurodermitis. Innerlich schützen sie vor Herz-Kreislauf-Erkrankungen, senken den Cholesterinspiegel und verringern das Risiko, an Krebs zu erkranken.

DIE WIRKUNG AUF DER HAUT

Je nach ihrer Fettsäurezusammensetzung unterteilt man die Öle in:

Nichttrockende Öle, die einen hohen Ölsäuregehalt (einfach ungesättigt) aufweisen (z. B. Avocado- und Olivenöl). Sie sind gut haltbar und haben vorzügliche hautschützende und hautpflegende Eigenschaften. Nach der Massage verbleibt ein leicht fettiger Film auf der Haut.

Halbtrocknende Öle haben neben der Ölsäure einen hohen Gehalt an ungesättigten Fettsäuren (Linolsäure und Linolensäure; z. B. Sonnenblumen- und Sesamöl). Sie hinterlassen kein fettiges Gefühl auf der Haut.

Trocknende Öle setzen sich überwiegend aus Linol- und Linolensäure zusammen. Sie oxidieren schnell mit Sauerstoff und ziehen gut in die Haut ein. Dazu gehören vor allem die Wirkstofföle, wie z. B. Wildrosenöl, Leinöl, Nachtkerzenöl oder Sanddornfruchtfleischöl.

HALTBARKEIT

Bezüglich der Haltbarkeit von Ölen gilt die Faustregel: Je mehr ungesättigte Fettsäuren bzw. Doppelbindungen ein Öl besitzt, desto schneller wird es ranzig. Dementsprechend haben Öle mit vielen gesättigten oder einfach ungesättigten Fettsäuren eine lange Haltbarkeit. Wird ein Öl ranzig, dann macht sich dies an einem unangenehmen Geruch bemerkbar, und vor allem am Geschmack. Probieren Sie dazu einige Tropfen des Öls: Schmeckt es unangenehm bitter und kratzig, dann ist es nicht mehr haltbar und sollte auch nicht mehr verwendet werden.

Was ist ein Ölmazerat?

Die Basis aller in diesem Buch vorgestellten Rezepte ist der Ölauszug, auch Ölmazerat genannt. Der Begriff „Mazerat“ kommt von dem lateinischen Wort *macerare* = „einweichen“. Es werden also Heilpflanzen – frische oder getrocknete Pflanzenteile – in Öl eingeweicht. Dabei zieht das Öl aus den Pflanzenzellen einen Teil der Wirkstoffe heraus, vor allem die fettlösli-

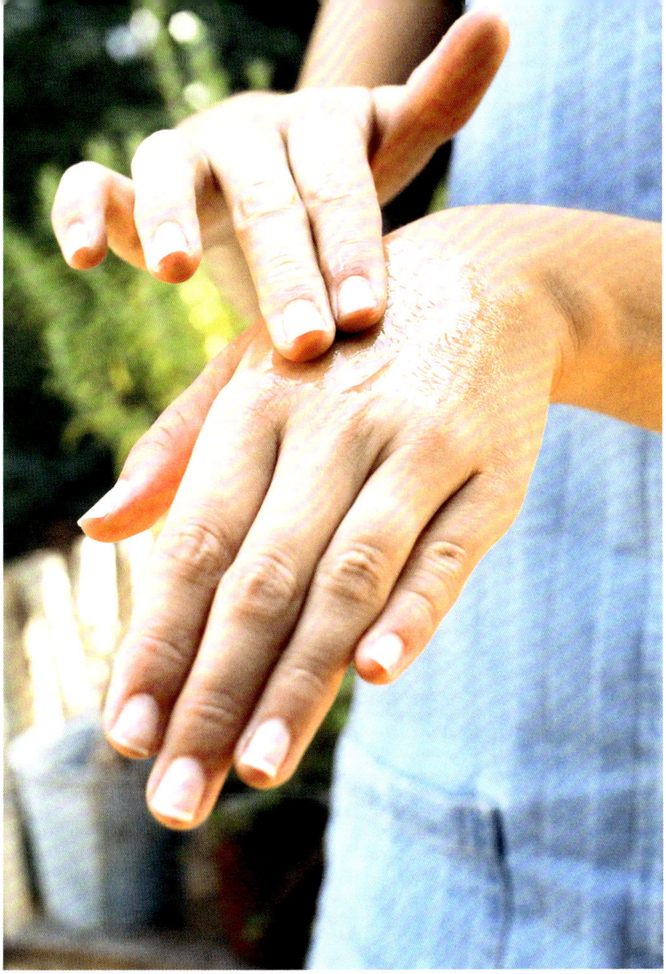

Je nach Ölsorte besitzen die Öle verschiedene hautpflegende Eigenschaften und ziehen unterschiedlich gut ein.

chen (lipophilen). Zu den fettlöslichen Pflanzenstoffen gehören z. B. ätherische Öle, fettlösliche Flavonoide, Carotinoide, Cumarine, Phytosterole, Sesquiterpenlactone, Triterpenalkohole, Capsacinoide und Harze. Sehr gut lösen sich auch die fettlöslichen Vitamine (E, D, K und A). Einen Überblick über die fettlöslichen Wirkstoffe bekommen Sie in der Tabelle auf Seite 21.

Schlecht lösen sich dagegen Gerbstoffe, Schleimstoffe, Alkaloide, Anthocyane und Phenolsäuren. Auch zahlreiche Stoffe aus der großen Gruppe der Flavonoide sind nicht fettlöslich, sondern nur mit Wasser oder Alkohol aus den Pflanzenzellen zu lösen. Für diese Pflanzeninhaltsstoffe sind andere Arzneimittelformen (Tee, Tinktur) wesentlich besser geeignet. Es macht also keinen Sinn, ein Ölmazerat aus einer Gerbstoffpflanze wie Blutwurz oder Eichenrinde herzustellen. Die Hauptwirkstoffe einer Heilpflanze sollten unbedingt öllöslich sein. Manchmal ist es aber von Vorteil, wenn einzelne Wirkstoffe nicht so gut ins Öl übergehen. So konnten die Frauen, die im Mittelalter mit Hexensalben „auf die Reise“ gingen, ganz froh sein, dass die meisten giftigen Alkaloide der „Hexenpflanzen“ nur sehr sparsam ins Öl übergehen. Sonst hätte so

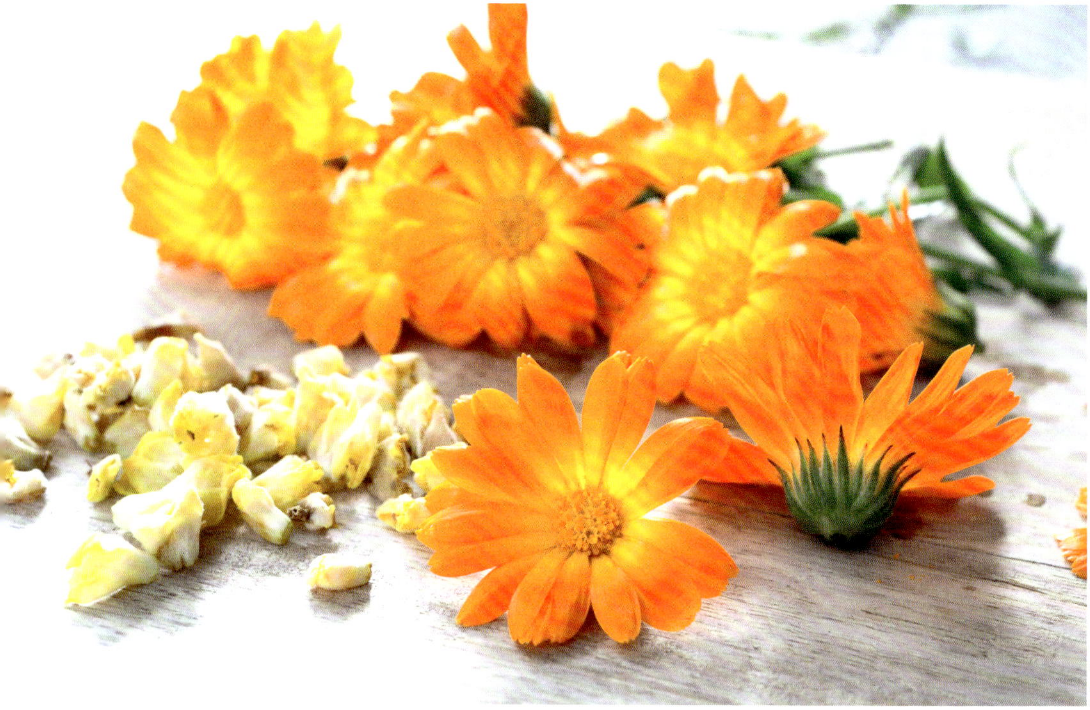

Blüten von Ringelblume und Königskerze: Beide enthalten reichlich Carotinoide.

manches Flugerlebnis im Jenseits geendet. Pflanzenstoffe, die nicht öllöslich sind, lassen sich allerdings über den Umweg der Tinktur in Salben oder Cremes verarbeiten. Die Tinkturen werden dann beim Salbenrühren zugegeben (siehe Seite 50f.).

Ölmazerate können pur verwendet werden (Heilöle, Massageöle), oder sie dienen als Grundlage für Salben, Cremes und Balsame. Einige bekannte Heilpflanzen werden seit Jahrhunderten traditionell in Öl ausgezogen, so z. B. Ringelblume (*Calendula officinalis*), Arnika (*Arnika montana*), Beinwell (*Symphytum officinale*), Kamille (*Matricaria chamomilla*) oder Johanniskraut (*Hypericum perforatum*). Das Verfahren des Ölauszugs wird nicht nur für Heil- oder Kosmetikzwecke genutzt, sondern auch für kulinarische Produkte, wie z. B. bei der Herstellung von Würzölen (Rosmarin, Thymian, Knoblauch, Chili).

Die wichtigsten Basisöle

Alle Ölmazerate und Salben haben als Basis Öle oder Fette. Die Heilpflanzen werden einige Zeit in das Öl oder Fett eingelegt, wobei sich die fettlöslichen Wirkstoffe aus der Pflanze

Öllösliche Inhaltstoffe, Vorkommen und Wirkung

Lipophile Pflanzenstoffe	Beispiel-Pflanzen	Mögliche Wirkungen der Pflanzenstoffe
Allantoin	Beinwell, Rosskastanie	zellregenerierend, wundheilend
Ätherisches Öl	Fenchel, Fichtennadeln, Kamille, Lavendel, Rose, Rosmarin, Thymian	je nach Zusammensetzung sehr vielfältig, z. B. auswurffördernd, beruhigend, entzündungshemmend, krampflösend usw.
Capsacinoide	Chili	durchblutungsfördernd, hautreizend, schmerzlindernd
Carotinoide	Arnika, Ringelblume, Königskerze	entzündungshemmend, immunmodulierend
Clucosinolate (Senföle)	Kapuzinerkresse, Meerrettich, Senf	antibakteriell, durchblutungsfördernd, hautreizend, entzündungshemmend, immunmodulierend
Cumarine	Anis, Engelwurz, Kamille, Steinklee, Zimt	äußerlich angewendet: schmerzlindernd, lymphflussanregend
fettlösliche Flavonoide (viele Flavonoide sind jedoch eher wasserlöslich)	Arnika, Kamille, Mönchspfeffer, Ringelblume, Schafgarbe	sehr vielfältig, z. B. antioxidativ, entzündungshemmend, gefäßabdichtend, immunmodulierend
Harze	Kiefernharz, Fichtenharz, Lärchenharz, Tannenharz, Propolis, Weihrauch	antiseptisch, wundheilend
Hypericin und Hyperforin	Johanniskraut	antibakteriell, antidepressiv, wundheilend
Phytosterole (Phytosterine)	in fettreichen Samen (z. B. von Granatapfel, Lein, Nachtkerze, Sanddorn), in Wurzeln (z. B. von Beinwell, Brennnessel, Klette)	cholesterinsenkend, antikarzinogen
Sesquiterpenlactone	Arnika, Ingwer, Kamille, Schafgarbe, Wermut	entzündungshemmend, immunmodulierend
fettlösliche Sulfide (einige Sulfide sind eher wasserlöslich)	Bärlauch, Knoblauch, Lauch, Zwiebel	antibakteriell, blutdrucksenkend, verdauungsfördernd
Triterpenalkohole	Arnika, Löwenzahn, Ringelblume	antioxidativ, entzündungshemmend
fettlösliche Vitamine (E, D, K und A).	in ölhaltigen Samen (z. B. von Lein, Ölkürbis, Sonnenblumen, Sesam)	sehr vielfältig, z. B.: Vitamin A: haut- und haarpflegend; Vitamin E: zellschützend, wundheilend

lösen. Öle und Fette sind sozusagen die Trägersubstanz für die Wirkstoffe der Pflanzen. Angereichert mit den Heilkräften der Kräuter wird das Öl zu einem Heilöl. Selbstverständlich trägt auch das Öl selbst zu der Heilwirkung des Endproduktes bei: Je nach Ursprungspflanze und Zusammensetzung der Fettsäuren bieten die verschiedenen Pflanzenöle ganz unterschiedliche Heil- und Pflegewirkungen an. Für die Heilwirkung der Öle sind zudem die Fettbegleitstoffe verantwortlich, wie beispielsweise Phytosterole, Carotinoide oder Vitamin E.

Jedes Öl ist individuell in seiner Zusammensetzung, weshalb wir die wichtigsten Öle für die Herstellung von Heilölen und Salben etwas genauer kennenlernen wollen. Ich beschreibe nur die Öle, die als Basisöle eine lange Tradition haben. Ein gutes Basisöl sollte vor allem oxidativ stabil sein, um eine gute Haltbarkeit des Endproduktes zu gewährleisten. Zu den besonders stabilen Ölen gehören beispielsweise Kokosöl, Erdnussöl und Olivenöl. Das Schöne an dem Rohstoff Pflanzenöl ist der Doppelnutzen: Sie können die nativen Öle als Basisöle für Medizin oder Kosmetik einsetzen und es gleichermaßen in der Küche als gesundes Nahrungsmittel nutzen.

Es gibt natürlich eine große Zahl von Pflanzenölen, die hier nicht erwähnt werden, z. B. Hanföl, Haselnussöl, Kürbiskernöl, Walnussöl oder Leinöl. Der Grund: Viele von ihnen sind oxidativ nicht sehr stabil und werden an der Luft schnell ranzig. Leinöl wird beispielsweise, wenn das Behältnis erst geöffnet ist, schon nach wenigen Wochen schlecht. Andere wiederum sind besonders teuer und edel und damit für Ölmazerate zu schade – sie sollten eher als Speiseöl genutzt werden.

Verschiedene Basisöle: Links: oben Sesamöl, unten Olivenöl. Mitte: Rapsöl. Rechts: oben Sonnenblumenöl, unten Mandelöl.

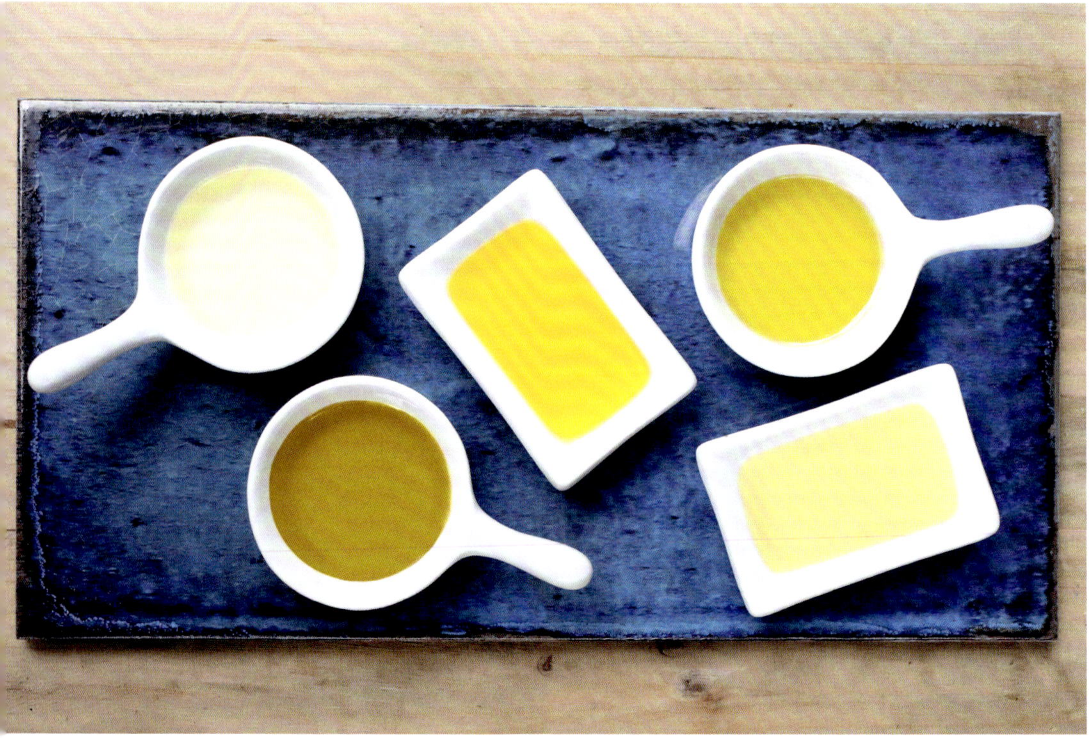

Mandelöl war schon in der Antike sehr beliebt, und auch der Arzt Dioskurides beschrieb im 1. Jahrhundert seine Herstellung. Der Mandelbaum wird schon seit 4000 Jahren kultiviert. Der Samen enthält ein wunderbares Körperöl, das sehr gute hautpflegende und hautschützende Eigenschaften besitzt. Seines hohen Ölsäuregehalts (ca. 75 %) wegen fühlt es sich auf der Haut sehr weich und geschmeidig an, weshalb es gerne als Massageöl und als Babyöl genutzt wird. Außerdem ist es ein vorzügliches Kosmetiköl für die trockene Haut.

Das hellgelbe Mandelöl gehört zu den nichttrocknenden Öltypen, das heißt, auf der Haut bleibt ein leicht fettiger Schutzfilm zurück. Durch den milden Eigengeschmack und den zarten Mandelduft eignet es sich sehr gut für die Ölmazeration: Die ätherischen Öle der eingelegten Pflanzen kommen sehr gut zur Geltung. Weil schützende Fettbegleitstoffe aber fehlen, ist Mandelöl nicht so lange haltbar. Es kann verschlossen etwa 10 Monate gelagert werden, nach Anbruch nur noch etwa 6 Monate, da es an der Luft relativ schnell ranzig wird. Mandelöl ist ein teures Basisöl.

Olivenöl ist rund um das Mittelmeer seit Jahrtausenden in Verwendung. Olivenbäume können sehr alt werden; in Kreta und Spanien gibt es einige Exemplare, die über 1000 Jahre alt sind. Das Öl der Früchte wurde schon in der Antike als Basis für Arzneimittel benutzt. Bis heute ist es eine wichtige Grundlage für Heilöle und Salben. Das beliebte Johanniskrautöl wird traditionell meist mit Olivenöl hergestellt. Durch den hohen Gehalt an Ölsäure (ca. 75 %) und Vitamin E wirkt es hautpflegend und regenerierend.

Das grünliche Öl gehört zu den nichttrocknenden Ölen und eignet sich vorzüglich für trockene und rissige Haut. Olivenöl zieht nur langsam in die Haut ein. Als oxidativ stabiles Öl ist es 12–14 Monate lagerbar. Das Problem des Olivenöls ist der intensive Eigengeruch, den viele auf der Haut nicht so gerne mögen. Für Massageöle und Kosmetiköle ist es deshalb nicht immer die beste Lösung. Allerdings kann man den Eigengeschmack gut mildern, indem man beispielsweise eine Mischung mit Jojobaöl herstellt oder ätherische Öle beigibt.

Olivenöl ist das einzige Öl, zu dem es klar definierte und gesetzlich festgelegte Qualitätsbezeichnungen gibt. Wirklich gute Qualität verspricht nur die Deklaration „Natives Olivenöl extra“. Ein solches Öl wurde durch mechanische Pressung gewonnen und besitzt nur 0,8 % freie Fettsäuren, was den einwandfreien nicht kratzigen Geschmack ausmacht. Noch besser sind lediglich die Bezeichnungen „Kaltextraktion“ oder „Erste Kaltpressung“, die garantieren, dass bei maximal 27 °C gepresst wurde.

Sonnenblumenöl hat seinen Ursprung in Mexiko, wo die Sonnenblume schon vor 4000 Jahren kultiviert wurde. Mit den Spaniern kam sie 1552 als Zierpflanze nach Europa, und erst ab dem 19. Jahrhundert wurde sie von russischen Bauern als Ölpflanze entdeckt.

Das hellgelbe Öl ist reich an ungesättigten Fettsäuren und besitzt einen hohen Vitamin-E-Gehalt. Durch die wertvollen Inhaltsstoffe ist es ein pflegendes und zellschützendes Hautöl. Als halbtrocknendes Öl zieht es sehr gut in die Haut ein. Es ist angenehm mild und geruchsdezent und mit Abstand das preiswerteste Basisöl. Durch den hohen Anteil an ungesättigten Fettsäuren hat Sonnenblumenöl allerdings eine hohe Oxidationsempfindlichkeit, das heißt, es wird an der Luft relativ schnell ranzig: Die Haltbarkeit beträgt nur 6–9 Monate, aber sie kann durch Zugabe von Jojabaöl (20–25 %) um 2–3 Monate verlängert werden.

Sesamöl hat eine lange Tradition, denn die Pflanze zählt zu den ältesten kultivierten Ölpflanzen. In China und Indien wird sie schon seit fünf Jahrtausenden angebaut. Sesamöl spielt eine wichtige Rolle in der ayurvedischen Medizin. Auch die Hochkulturen in Mesopotamien kannten die einjährige Ölpflanze.

In dem blassgelben Öl sind Öl- und Linolsäure in ausgeglichenem Verhältnis enthalten. Sesamöl pflegt und regeneriert die Haut und ist außergewöhnlich wohltuend. Als halbtrocknendes Öl hinterlässt es kein „fettiges Gefühl“ auf der Haut. Außerdem hat es den Ruf, die Poren für Heilstoffe durchlässig zu machen, tief in die Haut einzudringen und gleichzeitig entgiftend zu wirken. Sesamöl besitzt einen natürlichen Lichtschutzfaktor (LSF 4). Mild nussig, eignet es sich vorzüglich als erwärmendes Massageöl. Zudem ist es oxidativ sehr stabil und lange haltbar (12 Monate). In Asien wird vorzugsweise Öl von geröstetem Sesam verwendet, für die Ölmazerat-Herstellung ist aber ein „kaltgepresstes“ natives Öl vorzuziehen.

Rapsöl hatte früher keinen guten Ruf, da es die gesundheitsschädliche Erucasäure enthält. Der Stoff steht im Verdacht, bei hoher Dosierung zu Herzmuskelverfettung zu führen. Seit über 40 Jahren gibt es jedoch erucaarme Rapssorten, deren Samen ein wertvolles Öl ergeben. Raps ist eine der wenigen bei uns heimischen Ölpflanzen. Erwähnenswert ist der hohe Gehalt an der dreifach ungesättigten Alpha-Linolensäure (9 %). Die besondere Fettzusammensetzung macht Rapsöl zu einem wunderbaren Massage- und Hautöl. Es besitzt ähnliche Eigenschaften wie das Olivenöl, weshalb es auch gut für Heilpflanzenauszüge genutzt werden kann.

Das beruhigende und entzündungshemmende Öl ist nichttrocknend, hinterlässt also einen schützenden Film auf der Haut. Es ist ideal für die gereizte Haut. Rapsöl ist sehr stabil und etwa 12 Monate haltbar. Außerdem ist es als Basisöl preiswert.

Kokosöl oder Kokosfett wird aus den Früchten der tropischen Kokospalme (Kokosnuss) gewonnen. Es schmilzt bei 24–26 °C, ist also bei kühleren Temperaturen ein festes Fett. Aufgrund dieser Tatsache eignet es sich sehr gut zur Salbenherstellung: Mithilfe des Heißauszugs (siehe Seite 42) können Sie die Heilpflanzen im flüssigen Kokosöl ausziehen, wobei das angereicherte Öl nach der Abfüllung in Salbentiegel wieder fest wird. Es sollte unbedingt nur naturbelassenes Kokosöl genutzt werden – man erkennt es am wunderbaren Kokosduft.

Kokosöl ist durch den hohen Anteil an gesättigten Fettsäuren (bis 95 %) sehr lange haltbar und kaum hitzeempfindlich. Kühl gelagert, kann es 24 Monate aufbewahrt werden. Es ist ein äußerst angenehmes Massageöl, das gut, schnell und tief in die Haut eindringt und dabei ein weiches Hautgefühl hinterlässt. Es wirkt leicht kühlend und beruhigend und ist damit wohltuend auf empfindlicher und gereizter Haut, z. B. bei Sonnenbrand. Es eignet sich zudem wunderbar für trockene, rissige Haut und wird gerne in der Haarpflege eingesetzt. Da es kaum einen Fettfilm hinterlässt, kann es auch bei fettender Haut angewendet werden.

KOKOSÖL ODER KOKOSFETT?

Eigentliche müsste man das Kokosöl bei uns in Mitteleuropa Kokosfett nennen, da es bei Zimmertemperatur eine feste weiße Masse ist. Ich bezeichne das Kokosfett hier im Buch als Kokosöl, und zwar aus folgendem Grund: Es gibt im Handel naturbelassenes natives Kokosöl, das wunderbar nach Kokos duftet, und es gibt desodoriertes Kokosöl ohne jeden Kokosgeruch und -geschmack. Dieses neutrale Kokosöl wird zur Unterscheidung zum unbehandelten Kokosöl gern unter der Bezeichnung Kokosfett angeboten. Wir bevorzugen aber Ersteres: das unbehandelte native Kokosöl.

Jojobaöl wird aus den olivengroßen Früchten des Jojobastrauches gewonnen. Die Ureinwohner Mittel- und Nordamerikas (Mexiko, Kalifornien) nutzten das Öl des Wüstengewächses bei Hauterkrankungen und zur Wundheilung. Genau genommen ist es kein Öl, sondern ein flüssiges Wachs, das bei Temperaturen unter 8 °C fest wird. Es hat somit eine andere chemische Struktur als die anderen Basisöle, denn es besteht aus einer Verbindung von Fettsäuren mit langkettigen Alkoholen.

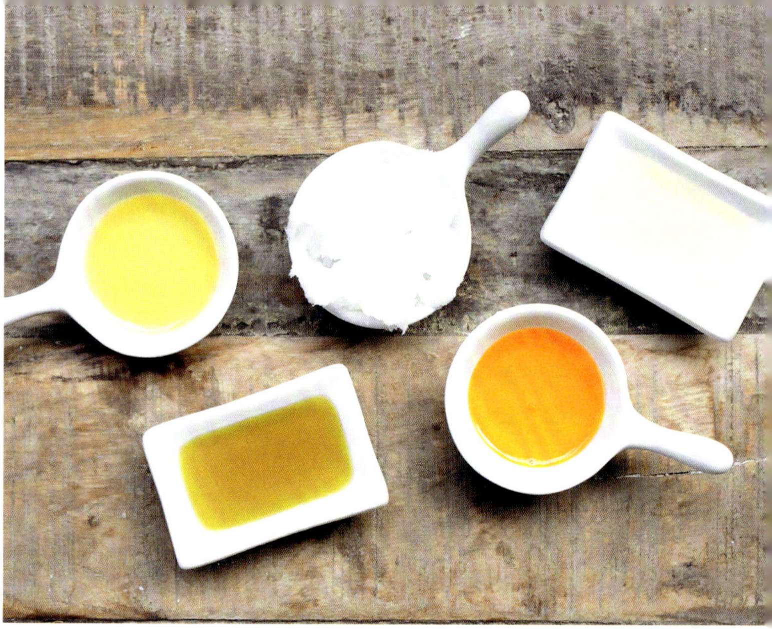

Noch mehr verschiedene Basisöle: Oben von links nach rechts: Jojobaöl, Kokosöl, Erdnussöl. Unten von links nach rechts: Avocadoöl, Weizenkeimöl.

Das flüssige Wachs hat zahlreiche Vorzüge: Es ist sehr hitzestabil und auch unglaublich gut haltbar. Oxidativ sehr stabil, kann es somit eingesetzt werden, um weniger haltbare Öle vor dem Ranzigwerden zu schützen. Das Vitamin-E-reiche goldgelbe Öl enthält außerdem einen natürlichen UV-Schutz (LSF 4) und wirkt antibakteriell. Es ist hilfreich bei trockener Haut und bei der Pflege von Schwangerschaftsstreifen und Narben. Es hat einen sehr milden, dezenten Eigenduft und eignet sich deshalb sehr gut für die Mischung mit ätherischen Ölen. Der einzige Nachteil ist der Preis, denn für 100 ml werden durchschnittlich 10 Euro verlangt. Es ist somit das teuerste Basisöl. Im Gegensatz zu den anderen Basisölen ist es nicht als Speiseöl geeignet, da es nicht verstoffwechselt wird.

Erdnussöl hat seinen Ursprung in Südamerika. Dort wurde der einjährige Schmetterlingsblütler schon von den Inkas als Nahrungsmittel angebaut. Die jungen Früchte senken sich nach der Befruchtung unter die Erde und reifen dort als Erdnuss. Das gelbliche Erdnussöl gehört zu den teuren Basisölen. Es ist ein optimales Hautpflegemittel für trockene und schuppende Haut und eignet sich deshalb auch gut bei Neurodermitis und Schuppenflechte. Intensiv nussig, zieht es langsam in die Haut ein und ist sehr gleitfähig. Deshalb nimmt man es gerne als Massageöl und als Grundlage für Heilpflanzenmazerate. Es ist gut hitzebeständig und oxidativ sehr stabil. Man kann es bis zu 24 Monate lagern.

Avocadoöl wird aus dem Fruchtfleisch der Avocado gewonnen. Avocadobäume wurden in Mexiko schon vor über 9000 Jahren kultiviert, und die Ureinwohner nutzten das Öl für Nahrungs- und Heilzwecke.

Das grünliche Öl ist sehr fettig und dickflüssig, sodass es sich empfiehlt, Sonnenblumen- oder Mandelöl darunterzumischen (z. B. 1 Teil Avocadoöl auf 2 Teile Mandelöl). Das Vitamin-E-reiche Öl ist eines der besten Hautpflegemittel bei trockener und gereizter Haut, denn es wird von der Haut gut aufgenommen und dringt tief ein. Durch die juckreizlindernde und entzündungshemmende Wirkung eignet es sich auch bei Neurodermitis und zur Narbenbehandlung. Avocadoöl ist relativ unempfindlich gegen Hitze und sehr stabil. Es kann 12–14 Monate gelagert werden. Es gehört zu den teuren Ölen.

Weizenkeimöl wird aus den Keimlingen des Weizenkorns hergestellt. Es hat einen unglaublich hohen Gehalt an Vitamin E und Alpha-Linolensäure, was es zu einem wertvollen Hautöl macht.

Das orangefarbene Öl steht im Ruf, den Alterungsprozess der Haut zu verzögern, und es hat sich sehr bewährt bei Schwangerschaftsstreifen, zur Dammmassage und zur Narbenpflege. Das Öl wird gut von der Haut aufgenommen, hat aber einen intensiven Eigengeruch. In der Regel wird es 5–10%ig mit anderen Basisölen gemischt. Man könnte das Weizenkeimöl auch zu den Wirkstoffölen (siehe Seite 28f.) zählen.

Zusammensetzung der wichtigsten Basisöle und Konsistenzgeber

	Gesättigte Fettsäuren	Ölsäure (einfach ungesättigt)	Linolsäure (zweifach ungesättigt)	Öltyp	Haltbarkeit (Monate)
Mandelöl	5–7 %	70–80 %	15–20 %	nichttrocknend	9–10
Olivenöl	12–16 %	75–78 %	6–10 %	nichttrocknend	12–14
Sonnenblumenöl	10–12 %	20–30 %	58–66 %	halbtrocknend	6–9
Sesamöl	14–15 %	42–50 %	40–44 %	halbtrocknend	12
Rapsöl	13 %	60–63 %	19–20 %	nichttrocknend	12
Kokosöl	92–95 %	4–7 %	1–2 %	nichttrocknend	24
Jojobaöl		7–10 %		nichttrocknend	30
Erdnussöl	12–19 %	42–60 %	25–42 %	halbtrocknend	24
Avocadoöl	15–20 %	60–70 %	10–15 %	nichttrocknend	12–14
Weizenkeimöl	16–18 %	20–25 %	45–60 %	halbtrocknend	10–12
Sheabutter*	45–50 %	40–50 %	5 %	nichttrocknend	24
Kakaobutter*	55–68 %	30–39 %	2–4 %	nichttrocknend	18–20

* Wird zu den Konsistenzgebern gerechnet (siehe Seite 48f.)

Die wichtigsten Wirkstofföle

Wirkstofföle sind Öle, die nicht pur eingesetzt werden – stattdessen fügt man sie dem Basisöl nur in geringen Mengen bei. Ihr Anteil beträgt zwischen ein paar Tropfen und 5 % der Gesamtmischung. Wirkstofföle wirken sehr intensiv und haben meist außergewöhnliche heilende Eigenschaften. Zudem sind sie sehr reaktionsfreudig, da sie einen hohen Anteil an mehrfach ungesättigten Fettsäuren enthalten (z. B. Alpha-Linolensäure). Die große Reaktionsfreudigkeit macht sie einerseits pharmakologisch sehr wirksam, weshalb sie bei vielen Hautproblemen hilfreich sein können, andererseits aber gelten die ungesättigten Fettsäuren als sehr instabil, das heißt, sie oxidieren in Verbindung mit Sauerstoff extrem schnell. Deshalb ist ihre Haltbarkeit sehr gering. Außerdem sind Wirkstofföle teuer, da sie entweder außergewöhnlich aufwendig produziert werden müssen, oder weil die Ölausbeute sehr gering ausfällt. Zu diesen kostbaren Ölen gehören beispielsweise Boretschsamenöl, Nachtkerzenöl, Granatapfelsamenöl, Holundersamenöl, Johannisbeersamenöl, Sanddornfruchtfleischöl, Schwarzkümmelöl oder Hagebuttensamenöl. Sie wirken entzündungshemmend, wundheilend und hautregenerierend. Die Wirkstofföle sind nicht nur eine gesunde Wohltat für die Haut, sondern sie können auch innerlich angewendet werden. Sehr viele Hinweise dazu finden Sie in dem Buch „Pflanzenöle“ von Ruth von Braunschweig (siehe Seite 157). Die folgenden vier Wirkstofföle sind für unsere Zwecke am interessantesten:

Unterschiedliche Wirkstofföle. Von oben nach unten: Nachtkerzenöl, Granatapfelkernöl, Sanddornfruchtfleischöl, Hagebuttensamenöl.

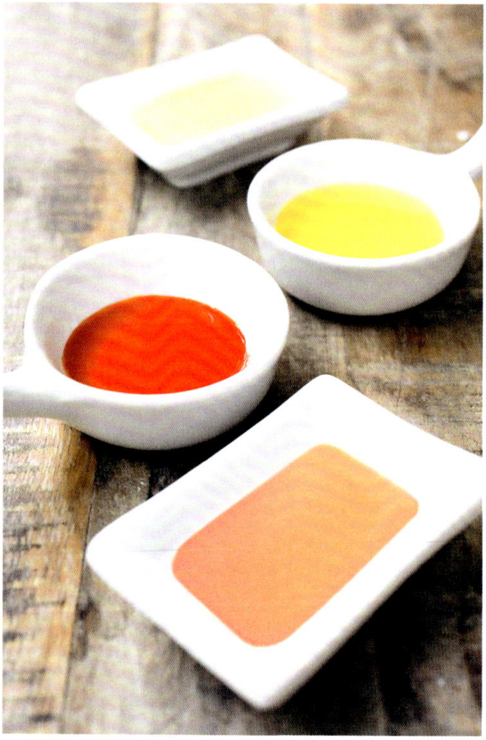

Granatapfelsamenöl wird auch Granatapfelkernöl genannt und ist ein sehr wertvolles hellgelbes Öl, das aus den Samen des Granatapfels (*Punica granatum*) gewonnen wird. Der rund ums Mittelmeer kultivierte Granatapfel war einst der Liebesgöttin Aphrodite geweiht. Der Samen enthält eine außergewöhnlich seltene Fettsäure (Punicinsäure), die vor Herz-Kreislauf-Erkrankungen und Krebs schützt. Außerdem sind östrogenähnlich wirksame Stoffe enthalten, die vor allem bei Wechseljahrbeschwerden sehr hilfreich sind. Äußerlich hilft das entzündungshemmende Öl bei vielen Hautproblemen. Es fördert die Hautregeneration, wirkt stark reizlindernd und sorgt bei Wunden für eine gute Vernarbung. Als Vaginalzäpfchen ist das Öl durch den speziellen

Inhaltsstoff (Phytoöstrogen) bei Scheidentrockenheit vor allem in den Wechseljahren beliebt.

Hagebuttensamenöl findet man im Handel oft auch als Wildrosenöl, meist aus Chile. Die dort genutzten Wildrosen sind jedoch auch bei uns heimisch, wie z. B. die Weinrose (*Rosa rubiginosa*) oder die Hundsrose (*Rosa canina*).
Das kostbare Öl aus den Samen ist reich an Alpha-Linolensäure. Es aktiviert die Zellteilung und somit die Regenerationsfähigkeit der Haut. Es wirkt zudem entzündungshemmend, beugt frühzeitiger Hautalterung vor, hilft gegen Pigmentflecken und ist ein wunderbares Narbenöl.

Nachtkerzenöl wird aus dem Samen der zweijährigen Nachtkerze (*Oenothera biennis*) gewonnen, deren Blüten sich erst am Abend entfalten und während der Nacht duften.
Das kostbare Öl enthält viel Gamma-Linolensäure, die ausgleichend auf den Hormonhaushalt wirkt. Daher wird es gerne bei Stimmungsschwankungen empfohlen, vor allem beim prämenstruellen Syndrom, aber auch bei Stress. Das gelb-grünliche Öl hilft zudem bei vielen Hautproblemen: Durch seine juckreizstillende und entzündungshemmende Wirkung kommt es vor allem bei Neurodermitis und Schuppenflechte zum Einsatz. Außerdem hilft es gegen trockene Haut und gilt als „Verjüngungskur".

Sanddornfruchtfleischöl ist schon deshalb etwas Besonders, weil Obst in der Regel kein Öl im Fruchtfleisch enthält. Die Sanddornbeere aber enthält davon 2 %.
Das orangefarbene Öl enthält sehr viel Vitamin E und Carotinoide. Es wirkt stark antioxidativ, schützt vor Krebs und regeneriert geschädigte Haut. Vor allem bei Schädigungen durch UV-Strahlung oder leichten Verbrennungen ist es ein gutes „Erste-Hilfe-Mittel". Das wundheilende und schmerzlindernde Öl hat auch Schlagzeilen gemacht, weil es sehr heilsam auf Schleimhäute wirkt, die durch Chemotherapie oder Bestrahlung geschädigt wurden. Die orange Farbe hinterlässt ihre Spuren auf Haut und Kleidung, aber weil das Öl nur tropfenweise unter ein Basisöl gemischt wird, relativiert sich dieser Effekt.

Wie Sie die wertvollen Wirkstofföle ohne großen technischen Aufwand selbst herstellen können, finden Sie im Rezeptteil ab Seite 144. Es handelt sich dabei allerdings nicht um die konzentrierten reinen Wirkstofföle, sondern um Ölmazerate aus den betreffenden Samen.

Ätherische Öle

In vielen Rezepten in diesem Buch kommen ätherische Öle zum Einsatz. Das liegt vor allem auch daran, dass diese heilsamen Pflanzeninhaltsstoffe sehr gut öllöslich sind. Die leicht flüchtigen ätherischen Öle zählen nicht zu den fettenden Ölen. Anders als diese hinterlassen sie keine Fettflecken auf Papier, denn sie verdunsten in der Luft. Sie werden in der Regel durch Wasserdampfdestillation aus duftenden Pflanzenteilen (Blätter, Blüten, Wurzeln, Zweige) gewonnen. Manche ätherischen Öle werden auch durch Kaltpressung (z. B. von Zitrusfrüchten) oder durch Extraktion mit Lösemitteln (z. B. Jasmin) aus den Pflanzenzellen geholt. Die zwölf wichtigsten ätherischen Öle, die für die Rezepte dieses Buches benötigt werden, finden Sie in der Tabelle auf Seite 32.

Man braucht eine große Menge an Rosenblüten für die Gewinnung von ätherischem Rosenöl.

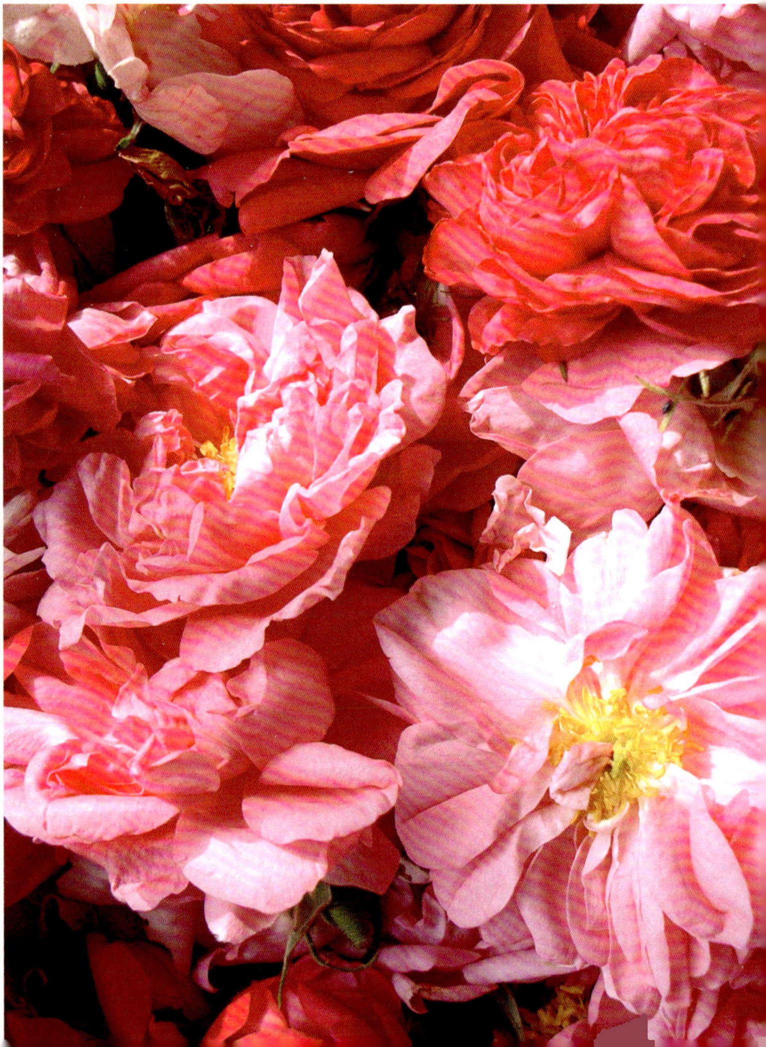

Die Wirkungen eines ätherischen Öls können sehr vielseitig sein: Das wunderbare Lavendelöl beispielsweise können Sie in einem schlaffördernden Massageöl, in einer entzündungshemmenden Wundsalbe oder aber in einem insektenabwehrenden Öl verarbeiten.
Ätherische Öle sind Stoffgemische und bestehen oft aus vielen Hundert chemischen Bausteinen. Sie sind hochkonzentriert, weshalb sie nur tropfenweise eingesetzt werden. Um diese starke Konzentration zu veranschaulichen: Für die Herstellung von 1 g Melissenöl benötigt man beispielsweise 7 kg Melissenblätter, für 1 g Rosenöl 5 kg Rosenblüten und für 1 g Lavendelöl etwa 150 g Lavendelblüten! 1 g ätherisches Öl entspricht etwa 20–25 Tropfen.

Mit ätherischen Ölen können Sie nicht nur die Haltbarkeit eines Heilöls oder einer Salbe verlängern (siehe Seite 45), Sie können die konzentrierten Pflanzenwirkstoffe auch gezielt einsetzen, um die Wirksamkeit eines Heilöls zu verstärken. Ätherische Öle gelangen mittels Talgdrüsen und Poren sehr gut durch die Haut und können dann über Lymphbahnen und Blutkreislauf ihre heilsame Wirkung im Körper entfalten. Sie wirken aber auch über ihren Duft und gelangen über die Nase direkt in das limbische System. Dieser Bereich ist für unsere Emotionen zuständig, weshalb ätherische Öle ausgleichend, entspannend, beruhigend oder auch anregend wirken können.

Ätherische Öle werden den fetten Ölen normalerweise in einem Anteil von 1–2 % zugesetzt. In besonderen Fällen sind für kurzfristige Anwendungen auch 3–4 % möglich. Für kleine Kinder und Schwangere liegt die empfohlene Verdünnung sogar nur bei 0,5 %. Mit nachfolgender Tabelle können Sie das Verdünnungsverhältnis bestimmen. Sie liest sich so: Bei einer 1%igen Mischung kommt auf 100 ml Basisöl 1 ml ätherisches Öl. Das entspricht etwa 20 Tropfen.

Wie bei den Basisölen gilt auch für die ätherischen Öle, dass nur beste Qualität eingesetzt werden sollte. Im Serviceteil (Seite 157) finden Sie Firmen, die hochwertige reine ätherische Öle aus kontrolliert biologischer Produktion anbieten.

Verdünnungstabelle für ätherische Öle

	10 ml Basisöl	50 ml Basisöl	100 ml Basisöl
0,5 %	1 Tropfen	5 Tropfen	10 Tropfen (0,5 ml)
1 %	2 Tropfen	10 Tropfen (0,5 ml)	20 Tropfen (1 ml)
2 %	4 Tropfen	20 Tropfen (1 ml)	40 Tropfen (2 ml)
3 %	6 Tropfen	30 Tropfen (1,5 ml)	60 Tropfen (3 ml)
4 %	8 Tropfen	40 Tropfen (2 ml)	80 Tropfen (4 ml)

Die zwölf wichtigsten ätherischen Öle zur Herstellung von Heilölen, Salben und Cremes

Ätherisches Öl	Stammpflanze	Therapeutische Wirkung
Cajeputöl (siehe auch Seite 70)	Cajeputbaum (*Melaleuca leucadendra* und *Melaleuca cajeputi*), aus den Blättern	antibakteriell, antimykotisch, antiviral, entzündungshemmend, schmerzstillend, schleimlösend
Kamillenöl blau	Kamille (*Matricaria chamomilla*), aus den Blüten	antibakteriell, beruhigend, entzündungshemmend, krampflösend, wundheilend
Lavendelöl fein oder extra (siehe auch Seite 110)	Lavendel (*Lavandula angustifolia*), aus den Blüten	antibakteriell, antimykotisch, beruhigend, entspannend, entzündungshemmend, insektenabwehrend, krampflösend, wundheilend, schmerzlindernd, schlaffördernd
Manukaöl (siehe auch Seite 111)	Südseemyrte (*Leptospermum scoparium*), aus den Blättern	antibakteriell, antimykotisch, antiviral, desinfizierend, entzündungshemmend, wundheilend
Muskatellersalbeiöl (siehe auch Seite 136)	Muskatellersalbei (*Salvia sclarea*), aus dem blühenden Kraut	angstlösend, entspannend, krampflösend, menstruationsfördernd, östrogenähnlich
Pfefferminzöl	Pfefferminze (*Mentha x piperita*), aus den Blättern	antibakteriell, antiviral, belebend, entzündungshemmend, krampflösend, kühlend, konzentrationsfördernd, schmerzlindernd
Rosmarinöl (siehe auch Seite 140)	Rosmarin (*Rosmarinus officinalis*), aus den Blättern	antibakteriell, belebend, durchblutungsfördernd, entzündungshemmend, krampflösend, kreislaufanregend, konzentrationsfördernd, menstruationsfördernd, schmerzlindernd, schleimlösend (in der Schwangerschaft nicht verwenden!)
Rosenöl (siehe auch Seite 141)	verschiedene Duftrosen, z. B. Damaszenerrose (*Rosa damascena*), aus den Blüten	aphrodisierend, angstlösend, beruhigend, entspannend, herzöffnend, hautpflegend, krampflösend, wundheilend
Teebaumöl oder Tea-Tree (siehe auch Seite 113)	Teebaum (*Melaleuka alternifolia*), aus den Blättern	antibakteriell, antimykotisch, antiviral, entzündungshemmend, insektenabwehrend, immunsystemstärkend, schleimlösend
Wacholderbeeröl	Wacholderbaum (*Juniperus communis*), aus den Früchten	antibakteriell, harntreibend, durchblutungsfördernd, krampflösend, Krampfadern pflegend, schleimlösend
Weihrauchöl	Weihrauchbaum (*Boswellia serrata* oder *Boswellia sacra*), aus dem Harz	antibakteriell, beruhigend, entzündungshemmend, entspannend, hautpflegend, wundheilend
Zitronenöl	Zitronenbaum (*Citrus limonum*), aus den Fruchtschalen	antibakteriell, antimykotisch, erfrischend, konzentrationsfördernd, stimmungsaufhellend, Krampfadern pflegend

Die Kraft der Rituale

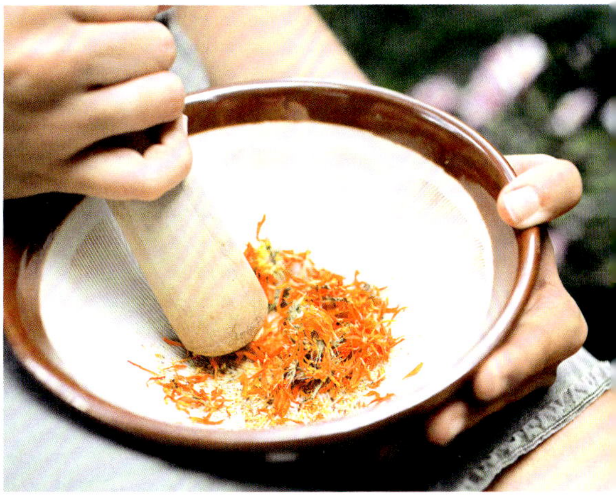

Das Mörsern der Heilpflanzen, der achtsame Herstellungsprozess, die Beschäftigung mit den Zutaten unserer Heilmittel, all dies hat einen Einfluss auf die Wirkung.

Selbstverständlich ist es bei der Heilmittelherstellung enorm wichtig, gute Rohstoffe zu verwenden und optimale Herstellungsverfahren zur Anwendung zu bringen. Nur dann können wirkstoffreiche Endprodukte entstehen. Wirkstoffe sind aber nicht alles! Der Vorgang des Heilens basiert nicht nur auf stofflicher Ebene. Neben den pharmazeutischen Wirkstoffen existieren noch weitere Kräfte, die die Heilwirkung positiv beeinflussen. So können z. B. der Glaube an die Wirksamkeit eines Medikaments oder die Visualisierung des Heilungsprozesses die Selbstheilungskräfte anregen und das Immunsystem stärken. Rituale und Visualisierungen unterstützen somit den Heilungsprozess.

Unsere Vorfahren nutzten die uralte Verbindung von Heilen und Heilig. Heilen war nur durch eine Anbindung an das Göttliche oder Religiöse denkbar. Beim Sammeln und Verarbeiten der Heilpflanzen suchte man diese Anbindung zu erlangen, indem man zahlreiche Rituale befolgte. In allen Kulturen waren Heilpflanzen mit dem Göttlichen verbunden, und man nutzte diese Unterstützung, egal ob es sich um Naturgeister, Pflanzengeister, Ahnengeister, Götter, Göttinnen oder Heilige handelte. Unsere Vorfahren versuchten also mithilfe von Beschwörungen, Gesängen, Gebeten und anderen Ritualen Unterstützung zu erlangen, damit die Heilkräfte der Pflanzen auch tatsächlich wirksam wurden. Auch astrologische Gesichtspunkte berücksichtigte man – sowohl beim Sammeln als auch beim Verarbeiten der Pflanzen. Heilmittel wurden auch oft direkt am Pflanzenstandort verarbeitet oder eingegraben, um die Schwingungen des Naturgeschehens miteinzubeziehen.

Auf diese Weise können Sie auch heute noch die Kraft der Rituale nutzen, wenn Sie Heilöle ansetzen oder Salben rühren. Integrieren Sie solche Rituale schon beim Sammeln der Pflanzen oder bauen Sie sie bei der Verarbeitung ein. Sie könnten z. B. die Herstellung der Tinkturen für die Cremes nach draußen in den Garten oder auf eine Wiese verlegen, sozusagen zum Naturstandort der Pflanze. Gestalten Sie Ihre „Salbenküche“ so, dass es für Sie ein heiliger (und damit heilsamer Ort) wird, dessen gute Schwingung in die Produktion einfließt. Oder Sie visualisieren beim Rühren der Salben den Heilungsprozess und geben kraftvolle positive Energie in das Produkt. Wichtig ist, dass Sie eine Anbindung an die eigene Spiritualität herstellen und dass alle Handlungen für Sie stimmig sind.

Optimale Ölauszüge herstellen

Der Ölauszug (Ölmazerat) ist ein recht einfaches Verfahren. Es gibt zwei Herstellungsvariationen: den Heißauszug am Herd (max. 60 °C) und den Warmauszug in der Sonne (max. 50 °C). Bevor Sie die beiden Auszugsverfahren Schritt für Schritt kennenlernen, erkläre ich die wichtigsten Qualitätsfaktoren für ein gutes Heilpflanzen-Ölmazerat.

QUALITÄTSFAKTOREN FÜR OPTIMALE ÖLAUSZÜGE

1. oxidativ stabile Basisöle
2. Zerkleinerungsgrad der Heilpflanzen (je kleiner, desto besser)
3. Dauer der Extraktion (möglichst kurz, aber mindestens 3 Tage)
4. Auszugstemperatur (möglichst warm, aber max. 50–60 °C)
5. Bewegung während des Auszuges (Rühren, Schütteln)

Für ein optimales Ölmazerat sind fünf Faktoren wesentlich, wobei einige in einem Wechselverhältnis stehen. So kann z. B. die Extraktionszeit verkürzt und das Extraktionsergebnis verbessert werden, je wärmer die Auszugstemperatur ist, je kleiner die Pflanzenteile sind und je mehr Bewegung stattfindet.

1. OXIDATIV STABILE BASISÖLE

Nutzen Sie möglichst oxidativ stabile Öle (siehe Seite 22), denn während der Mazeration werden die Fettsäuren des Öls durch Sauerstoffkontakt, Wärme und Licht angegriffen. Je stabiler ein Öl ist, also je mehr gesättigte oder einfach ungesättigte Fettsäuren vorliegen, desto besser hält das Öl der Belastung stand. Manche Öle enthalten zusätzlich Fettbegleitstoffe (z. B. Vitamin E), die ebenfalls vor Oxidation schützen. Die Stabilität eines Öls kann auch durch Zugabe von Jojobaöl verbessert werden (siehe Seite 44).

2. ZERKLEINERUNGSGRAD DER HEILPFLANZEN

Die auszuziehenden Heilpflanzen werden kurz vor dem Einlegen gut zerkleinert (Fotos rechts und Seite 93), damit die Zellwände aufgebrochen werden. Das Lösemittel Öl hat somit mehr Angriffsfläche und kann die fettlöslichen Wirkstoffe der Pflanzen somit leichter aufnehmen. Frische Pflanzen werden entweder kleingeschnitten oder etwas angemörsert. Getrocknete Pflanzen sollten Sie im Mörser oder zwischen den Handflächen zerkleinern, um die Extraktion zu begünstigen. Die Zerkleinerung ist vor allem bei harten Pflanzenteilen wie Samen, Wurzeln oder Rinden sehr wichtig. Sie werden nötigenfalls in einem Mixer zerschlagen.

Dieses Foto zeigt die optimale Größe der zerkleinerten Pflanzenteile.

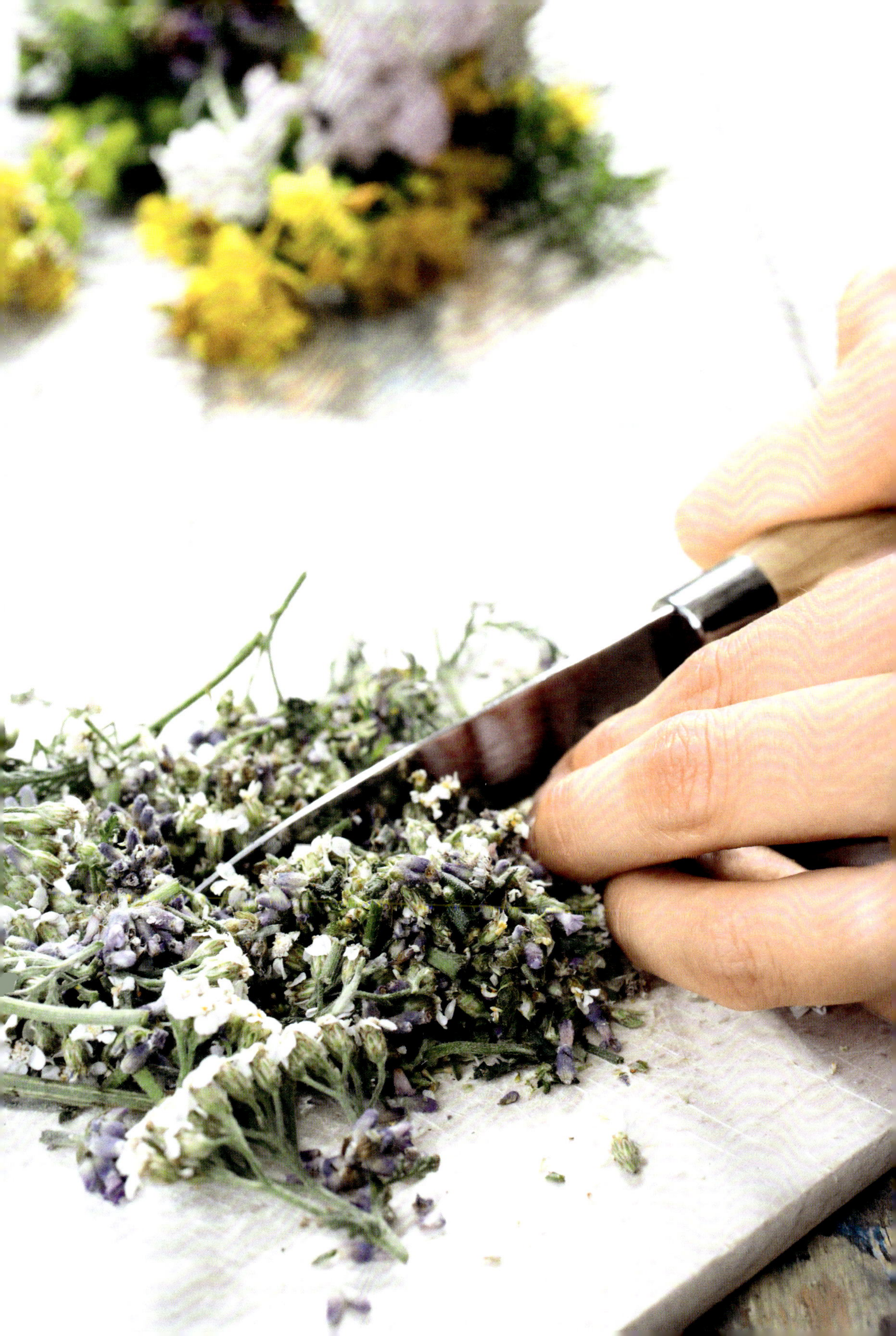

3. DAUER DER EXTRAKTION

Die Dauer der Extraktion muss vor allem im Zusammenhang mit dem Warmauszug diskutiert werden, da dieser traditionell mehrere Wochen in der Sonne steht. Möglicherweise wollte man damit früher kosmische Rhythmen einbeziehen, z. B. eine Lunation, also von Vollmond zu Vollmond oder von Neumond zu Neumond.

In diesem Punkt unterscheiden sich meine Angaben von denen, die man sonst gewöhnlich in der Literatur findet. Normalerweise werden Auszugszeiten von 4–6 Wochen angegeben. Das ist allerdings entschieden zu lange und entspricht nicht dem heutigen Wissensstand. Folgende Argumente sprechen gegen lange Auszugszeiten in der Sonne:

Bedingt durch die direkte Sonneneinstrahlung und durch den Sauerstoffkontakt beginnen im Öl sehr schnell Zersetzungsprozesse. Die Stabilität des Öls geht verloren und die Haltbarkeit wird herabgesetzt. Versuche haben ergeben, dass selbst das stabile Olivenöl (ohne Kräuterzusatz) bei 65 °C schon nach 2 Tagen ranzig wird.

Es sind übrigens die zugesetzten Heilkräuter, die die Sonnenauszüge so lange haltbar machen. Ein Öl ohne Kräuterzusatz würde in der Sonne sehr schnell ranzig werden, wie beim Olivenöl festgestellt wurde. Die Heilkräuter bieten dem Öl jedoch antioxidative Schutzstoffe an. Allerdings verlieren die Kräuter durch diese Schutzfunktion selbst Wirkstoffe. Wenn wir beispielsweise ein Ringelblumenöl herstellen, dann bauen sich die ausgezogenen Carotinoide in gleichem Maße ab, wie das Auszugsöl durch Sauerstoff, Wärme und Sonnenlicht oxidativ „gestresst" wird. An dieser Stelle ist Punkt 1 (Oxidativ stabile Öle) wichtig: Je stabiler das Basisöl, desto geringer ist der Abbau an wertvollen Heilstoffen im Ölauszug.

Als zusammenfassendes Fazit kann man also sagen: Lange Sonnenauszüge (4–6 Wochen) ergeben ein Ölmazerat mit wenig Wirkstoffen und kurzer Haltbarkeit! Man muss beim Auszug also einen Kompromiss finden zwischen einer guten Extraktion der Inhaltsstoffe und einem möglichst geringen Grad an Zersetzung des Öls. Das kann am besten erreicht werden, wenn in möglichst kurzer Zeit, möglichst viele Wirkstoffe in das Öl gelangen. Dabei spielen als „Beschleuniger" sowohl die Auszugstemperatur (Punkt 4) als auch die Bewegung während des Auszuges (Punkt 5) eine Rolle. Ein Ölauszug sollte aus Qualitätsgründen also möglichst nur wenige Tage dem „Sonnenstress" ausgesetzt werden. Bei Beachtung aller fünf Qualitätsfaktoren genügen 3–6 Tage Sonnenwärme.

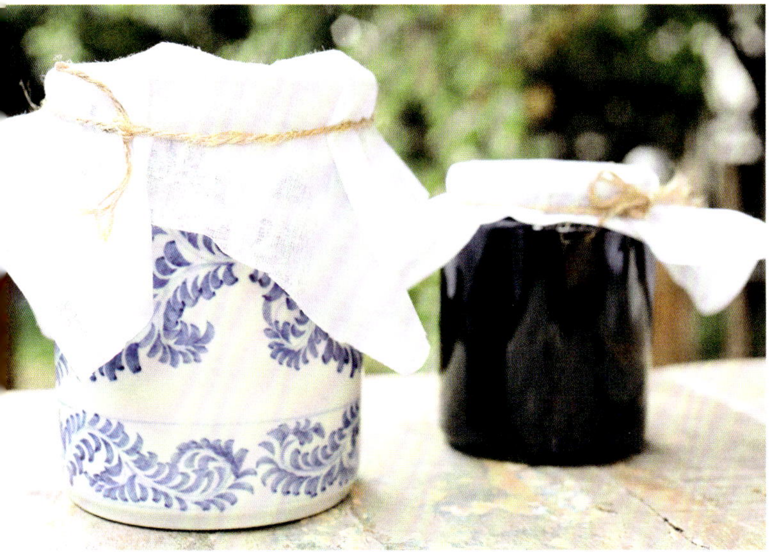

Auszugsgefäße aus Braun- oder Violettglas oder gute alte Steinguttöpfe schützen das Auszugsmaterial vor UV-Einfluss bei Auszügen in der Sonne.

Nicht nur die Sonnenwärme, sondern auch das UV-Licht mindert die Stabilität eines Öls und fördert zudem bei den eingelegten Pflanzen enzymatische Prozesse, was wiederum den Wirkstoffen schadet. Wesentlich für eine gute Extraktion der Heilpflanzen ist eine moderate Wärme und nicht das Sonnenlicht als solches. Trotzdem wird beispielsweise für den Ansatz von Johanniskrautöl der Einfluss der Sonne als unbedingt notwendig betont. Dies hat aber eher traditionelle Gründe. Neuere Untersuchungen haben gezeigt, dass das entzündungshemmende Hyperforin im Johanniskrautöl durch Sonnenlicht geschädigt wird. Deshalb ist ein Ölauszug in Braunglas oder Violettglas sinnvoller als eine Verwendung von Weißglas. Unsere Vorfahren haben in dieser Hinsicht alles richtig gemacht, denn früher wurden Sonnenauszüge in dickwandigen Steinguttöpfen angesetzt. So profitierte das Heilöl von der Sonnenwärme und wurde zugleich nicht durch das Sonnenlicht geschädigt. Falls Sie mangels Alternativen trotzdem einen Behälter aus weißem Glas nutzen wollen, dann decken Sie diesen mit einem dünnen Baumwolltuch ab oder stellen Sie das Glas statt in die Sonne lieber an einen warmen schattigen Platz.

Während der Extraktion entsteht nach relativ kurzer Zeit ein Konzentrationsgleichgewicht zwischen den Wirkstoffen in der Pflanze und dem Öl. Wenn dieses Gleichgewicht erreicht ist, löst sich nichts mehr! Das Konzentrationsgleichgewicht stellt sich schon nach 3–4 Tagen ein, sodass es keinen Sinn macht, den Ansatz wochenlang stehen zu lassen. Sie können höchstens nochmals ein neues Konzentrationsgefälle aufbauen, indem Sie dem Öl frische Kräuter zugeben.

Ein weiterer Grund, der für kürzere Auszugszeiten spricht, ist die reduzierte Nutzungsdauer der Öle: Ein Ringelblumenauszug in Sonnenblumenöl ist vom Zeitpunkt des Ansetzens ab etwa 8–10 Monate haltbar. Bei den üblichen Auszugszeiten von 4–6 Wochen verlieren wir mindestens einen Monat Zeit, in der wir das Öl schon nutzen könnten.

Zusammenfassend lässt sich sagen: Das beste und haltbarste Ölmazerat bekommt man durch kürzere Extraktionszeiten (3–6 Tage), durch mäßige Sonnenwärme (unter 50 °C) und durch Schutz vor direktem UV-Licht (dunkle Auszugsgefäße)!

4. AUSZUGSTEMPERATUR

Bei Zimmertemperatur (20–22 °C) gelangen nachweislich weniger Pflanzenwirkstoffe in das Öl als bei höheren Temperaturen. Vor allem Temperaturen zwischen 35 °C und 50 °C begünstigen den Übergang der Wirkstoffe. Man hat festgestellt, dass das Öl dann tiefer in das Pflanzengewebe eindringen kann. Temperaturen über 50 °C wirken sich allerdings qualitätsmindernd auf das Öl aus. Mit regelmäßiger Temperaturmessung muss deshalb gewährleistet werden, dass sich das Öl in der Sonne nicht über 50 °C erwärmt. Bei den Heißauszügen am Herd darf die Temperatur, aufgrund der zeitlichen Begrenzung der Wärmezufuhr auf wenige Stunden, etwas höher liegen. Die Temperatur von 60 °C sollte möglichst nicht überschritten werden. Die einzige Ausnahme stellen Harze dar, die erst ab 65 °C ihre Wirkstoffe ans Öl abgeben.

5. BEWEGUNG DES AUSZUGES

Regelmäßige Bewegung beschleunigt die Löslichkeit der Pflanzeninhaltsstoffe. Das Auszugsöl wird also möglichst mehrmals täglich gerührt, damit die Wirkstoffe gut ins Öl übergehen. Mit Rühren meine ich nicht ein einmaliges Umrühren, sondern ein Rühren für mindestens 1–2 Minuten. Dadurch wird außerdem der Konzentrationsausgleich schneller erreicht und damit die Extraktionsdauer verkürzt.

Anleitung für den „Warmauszug" in der Sonne

Beim Warmauszug werden die Wärme und Energie der Sonne genutzt, um die Wirkstoffe zu extrahieren. Er sollte deshalb im Sommer (Mai–September) durchgeführt werden, damit im Auszugsgefäß auch die optimale Wärme erreicht wird. Falls die Nächte noch kühl sind, sollten Sie das Auszugsgefäß über Nacht ins Warme stellen. Ich persönlich halte einen direkten Sonnenimpuls (max. 3–6 Tage) für sehr bereichernd, aber selbstverständlich funktioniert der Warmauszug auch im Haus an der Heizung.

Bei der Verarbeitung getrockneter Blätter oder Blüten nehmen Sie etwa 6–8 g auf 100 ml Öl, bei getrockneten Früchten, Rinden und Wurzeln 16–20 g auf 100 ml. Bei frischen Blättern oder Blüten benötigen Sie etwa 14–18 g auf 100 ml Basisöl. Handelt es sich um frische Wurzeln, können 25–30 g auf 100 ml eingesetzt werden. Frische Kräuter werden zuvor etwas angewelkt (siehe Seite 13), um den Wasseranteil zu reduzieren.

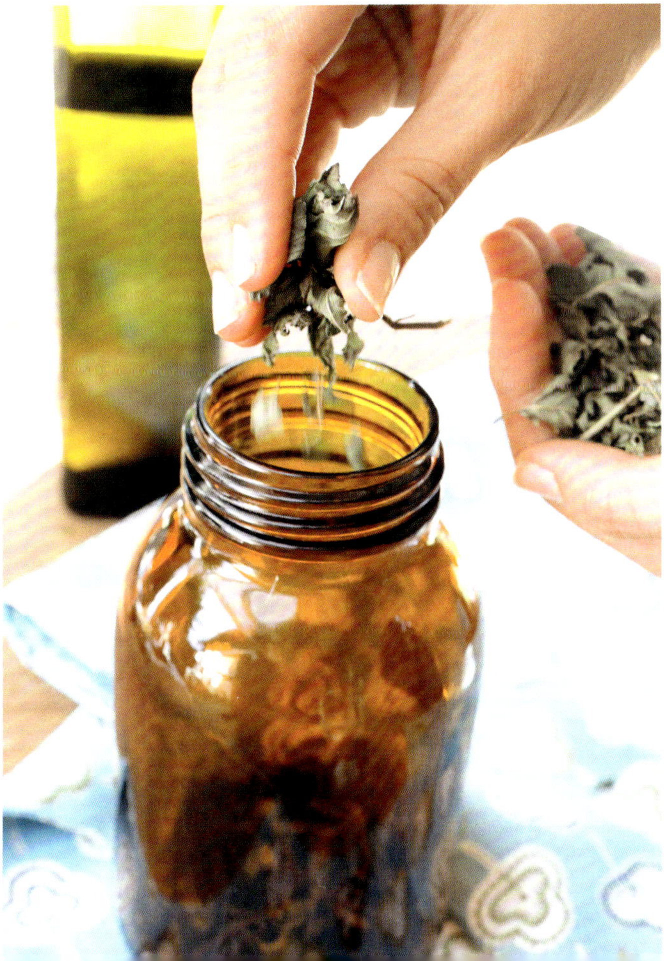

Direkt vor dem Einfüllen werden getrocknete Kräuter mit dem Mörser zerkleinert oder zwischen den Fingern zerrieben.

Zunächst sortieren Sie die Pflanzenteile und entfernen alle schmutzigen und welken Stellen. Dann zerkleinern Sie die Pflanzenteile (siehe Seite 34), um die Extraktion zu begünstigen. Anschließend geben Sie die zerkleinerten Heilpflanzen in ein weithalsiges Gefäß aus Glas oder Steingut und übergießen sie mit einem nativen Pflanzenöl, bis sie gut bedeckt sind. Es eignen sich vor allem oxidativ stabile Basisöle oder entsprechende Mischungen. Sie können beispielsweise ein weniger stabiles Öl durch die 10–20%ige Zugabe von Jojobaöl stabilisieren. Das Auszugsgefäß sollten Sie auf keinen Fall ganz voll füllen, da sich Öl bei Wärme ausdehnt.

Es ist schwierig, genaue Gewichtsangaben zum Verhältnis zwischen Kräutern und Öl zu machen, da Pflanzen in Gewicht und Volumen sehr unterschiedlich ausfallen. 10 g Fenchelfrüchte haben ein viel kleineres Volumen als 10 g Melissenblätter. Folglich können Sie in 100 ml Öl beispielsweise 20 g Fenchel, aber nur 8 g Melisse unterbringen. Entscheidend ist, dass die Kräuter komplett mit Öl bedeckt sind. Aus dem Öl herausragende Kräuter können nämlich recht schnell verderben.

Das Auszugsgefäß wird nun atmungsaktiv verschlossen, damit sich in der Sonnenwärme kein Kondenswasser bildet. Sollte dennoch Kondenswasser entstehen, sollten Sie es mit einem sauberen Tuch entfernen. Außerdem sollte das Gefäß aus lichtundurchlässigem Material bestehen (z. B. Braunglas oder Steingut). Nun stellen Sie es 3–6 Tage lang an einen warmen Ort, damit die Wirkstoffe der Pflanzen vom Öl aufgenommen werden können. Ich platziere das Öl zunächst drei Tage in der direkten Sonne, um es dann noch drei weitere Tage an einem warmen schattigen Ort „nachreifen“ zu lassen.

Nach den ersten drei Tagen Auszugszeit kann (falls im Öl noch Platz ist) nochmals neues Pflanzenmaterial zugegeben werden. So wird ein neues Konzentrationsgefälle aufgebaut. Temperaturen zwischen 35 und 50 °C begünstigen die Extraktion. Die Öltemperatur sollte deshalb während der Auszugszeit möglichst nicht allzu lange unter 35 °C fallen, was bei traditionellen „Freiluft-Auszügen“ vor allem nachts ein Problem darstellt. Nehmen Sie das Öl in kühlen Nächten also lieber ins Haus, damit es nicht zu sehr abkühlt.

Das Öl wird während der Auszugszeit möglichst mehrmals täglich umgerührt, damit die Wirkstoffe gut ins Öl übergehen. Durch die Bewegung der Ölmoleküle wird nochmal kurzfristig ein neues Konzentrationsgefälle aufgebaut.

Nach spätestens 6 Tagen sollten Sie das Öl abfiltern. Am besten durch ein sehr feines Sieb oder durch ein Baumwolltuch. Tücher bedeuten allerdings einen Ölverlust, da einiges Öl

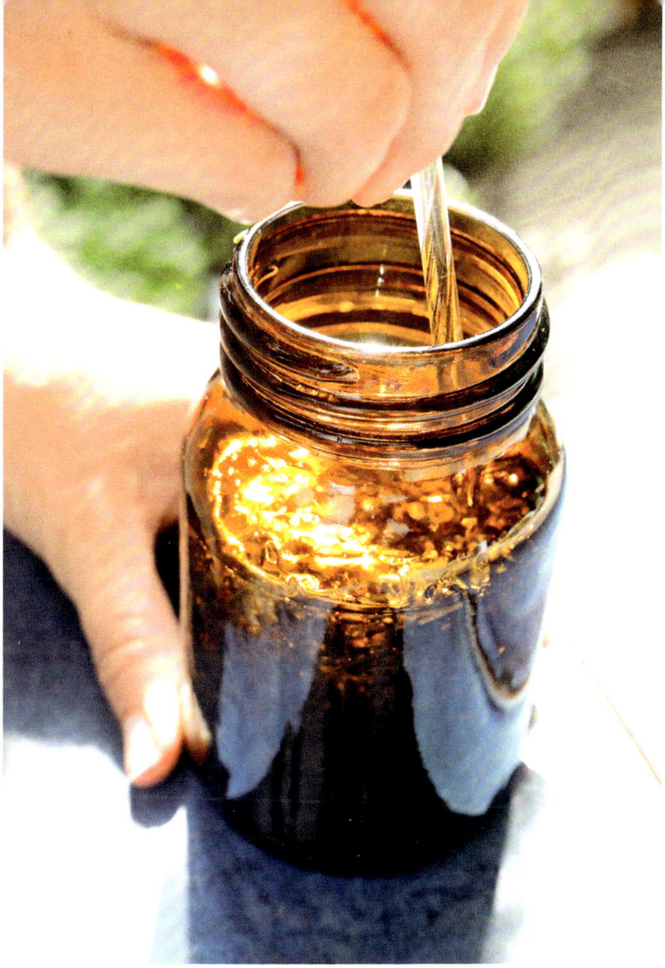

Der Ölansatz wird mehrmals täglich sorgfältig umgerührt, um die Wirkstoffe möglichst effektiv zu gewinnen.

im Stoff verbleibt. Die Kräuterrückstände können Sie nun gut auspressen, allerdings nicht, wenn Sie Frischpflanzen verwendet haben, denn sonst würde durch das freigesetzte Wasser die Haltbarkeit des Öls beeinträchtigt (siehe Seite 13f.).

Anschließend klären Sie das Öl noch durch einen Tee- oder Kaffeefilter, was aber sehr lange dauert, weil sich die Poren des Filters schnell verstopfen. In der Regel müssen solche Filter mehrmals gewechselt werden. Es gibt aber auch Edelstahl-Kaffeefilter, die sich vorzüglich eignen. Im abgefilterten Öl befinden sich eventuell noch feine Rückstände (z. B. Pflanzenschleime), die langsam zu Boden sinken, das Öl wird dadurch aber qualitativ nicht beeinträchtigt. Wer diese Reste als störend empfindet, zieht das Öl einfach ab. Füllen Sie das fertige Öl nun in lichtundurchlässige Flaschen und verschließen diese fest. Achten Sie darauf, dass die Flaschen möglichst voll gefüllt werden, denn große Leerräume mit viel Sauerstoff beschleunigen die Oxidation.

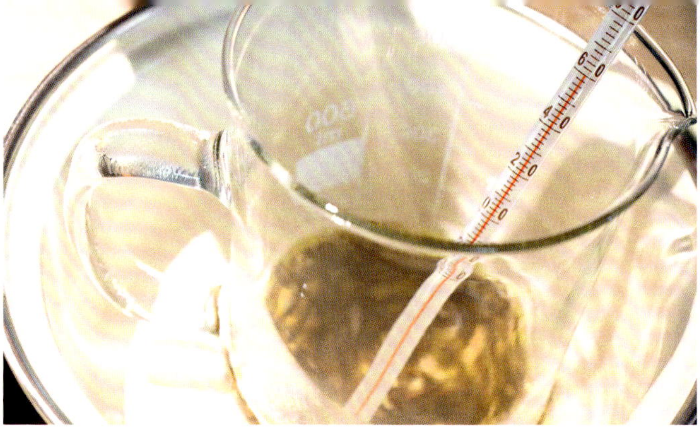

Heißauszug auf dem Herd im Wasserbad. Die Maximaltemperatur des Öls ist 60 °C.

Anleitung für den „Heißauszug" am Herd

Der Heißauszug wird gerne genutzt, wenn es schnell gehen soll. Er eignet sich gut für Wurzeln, Rinden, Samen und Harze, die ihre Wirkstoffe durch die harte Zellstruktur nur schwer abgeben (z. B. Beinwell, Ingwer, Chili, Nelken, Weihrauch). Genutzt wird der Heißauszug auch gerne in Zeiten, in denen die Sonnenkraft für einen Warmauszug nicht ausreicht.

Bei der Verarbeitung getrockneter Blätter oder Blüten nehmen Sie etwa 6–8 g auf 100 ml Öl, bei getrockneten Früchten, Rinden und Wurzeln 16–20 g auf 100 ml. Bei frischen Blättern oder Blüten benötigen Sie etwa 14–18 g auf 100 ml Basisöl und bei frischen Wurzeln 25–30 g auf 100 ml.

Für den Heißauszug werden die zerkleinerten Heilkräuter und das Öl in eine hitzebeständige Schüssel gegeben, und diese wird im Wasserbad erwärmt. Für das Wasserbad füllen Sie zuvor in einen größeren Topf 4–5 cm hoch Wasser ein und lassen es heiß werden, allerdings nicht über 70 °C. Die Temperatur des Öls sollte nämlich 60 °C nicht überschreiten. Lediglich Harze werden bei etwas höheren Temperaturen ausgezogen. Machen Sie also regelmäßige Temperaturkontrollen mit dem Thermometer und nehmen das Öl notfalls aus dem Wasserbad! Die hohe Temperatur beschleunigt den Übergang der Inhaltstoffe. Bei Heißauszügen ist zu beachten, dass wirklich nur hitzebeständige Öle eingesetzt werden. Besonders gut eignen sich Kokos- und Olivenöl.

Der Auszug wird etwa 2 Stunden auf Temperatur gehalten und immer wieder umgerührt. Dann stellen Sie das Öl zur Seite und lassen die Kräuter darin nochmals 1–2 Stunden ziehen. Das abgekühlte Öl gießen Sie durch ein feines Sieb oder ein Baumwolltuch, den Pflanzenrückstand pressen Sie kräftig aus. Zum Schluss wird das fertige Öl, wie beim Warmauszug beschrieben, abgefüllt und kühl aufbewahrt.

Die Heißmethode ist durch die höhere Temperatur nicht ganz so ölschonend wie der Warmauszug, aber die relativ kurzen Auszugszeiten gleichen dies teilweise aus. Heißauszüge zeichnen sich zudem durch eine etwas bessere Haltbarkeit aus. Die Heißmethode eignet sich durch die höhere Temperatur auch sehr gut für Frischpflanzen, da der Wassergehalt der Pflanzen im heißen Öl rasch abnimmt.

Heilöle ohne Pflanzenauszug

Eine Möglichkeit, schnell und ohne Wärmezufuhr ein fertiges Heilöl herzustellen, ist die Zugabe von ätherischen Ölen (siehe Seite 30f.). In diesem Fall wird allerdings nur ein einziger Wirkstoff der Heilpflanze zugeführt, nämlich eben das ätherische Öl. Heilpflanzen enthalten demgegenüber sehr viele pharmakologisch wirksame Stoffe, in der Regel mehrere Hundert. Das ätherische Öl ist also nur dann ein gleichwertiger Ersatz für eine Mazeration, wenn bei der genutzten Pflanze das ätherische Öl als Hauptwirkstoff angesehen wird, z. B. bei Lavendel oder bei Thymian. Ansonsten erfolgt die Zugabe von ätherischen Ölen zum Mazerationsöl bei zahlreichen Rezepten zur Wirkstoffverstärkung, zumal es sich um einen hochkonzentrierten Stoff handelt. So können Sie beispielsweise das wundheilende Ringelblumenöl durch die Zugabe von einigen Tropfen Lavendelöl verbessern, da dieses ebenfalls wundheilend und entzündungshemmend wirkt.

Ätherische Öle werden als Konzentrate nur tropfenweise den Basisölen beigegeben. In der Regel beträgt der Anteil je nach Bedürfnissen 1–3 %. Bei akuten Erkrankungen und kleinflächiger Anwendung sind auch 3–4 % möglich, während für langfristige Anwendungen und für Kleinkinder und Schwangere nur ein Anteil von 0,5–1 % sinnvoll ist. Nutzen Sie am besten die Umrechnungstabelle auf Seite 31.

Nach der Auszugszeit wird das Öl durch ein feines Baumwolltuch abgeseiht.

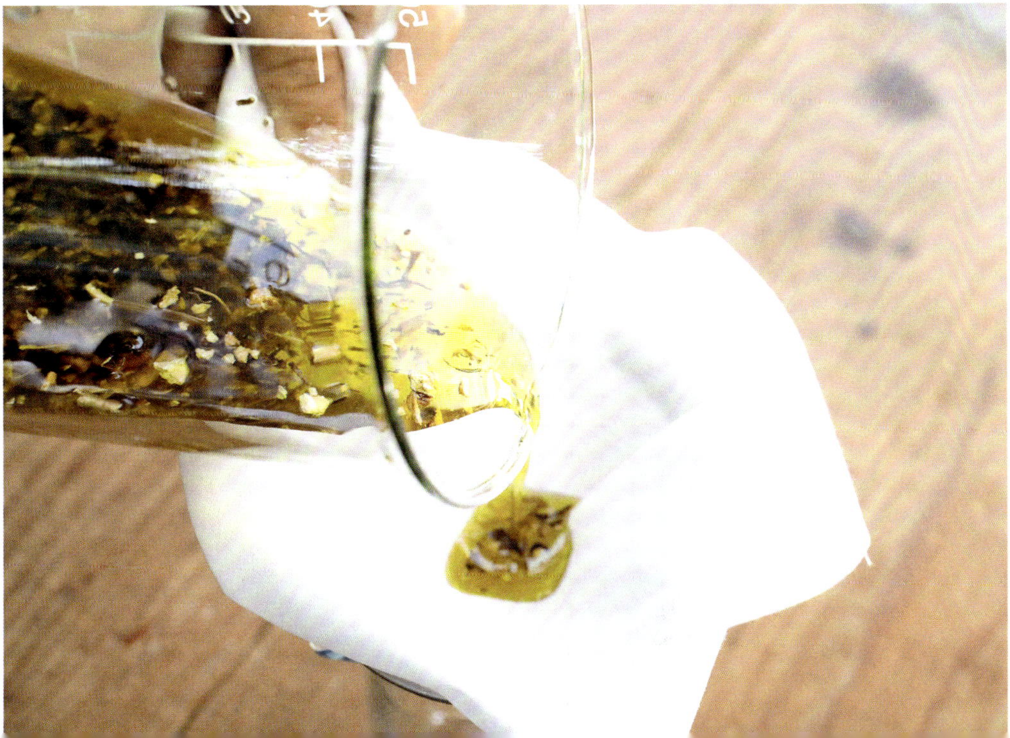

Lagerung und Haltbarkeit der Heilöle

Egal ob Sie einen Heiß- oder Warmauszug hergestellt haben: Nach Abschluss der Mazeration wird das Öl abgefüllt und beschriftet: Notieren Sie auf dem Etikett das verwendete Basisöl, die ausgezogene Pflanzenart und das Abfüllungsdatum. Bewahren Sie das Mazerat nun kühl, dunkel und gut verschlossen auf.

Je kühler ein Ölmazerat gelagert wird, desto länger hält es sich: Optimal sind Temperaturen zwischen 15 und 18 °C, beispielsweise im kühlen Keller oder in einer entsprechend temperierten Speisekammer. Im Kühlschrank flocken einige Öle, etwa Olivenöl, leider aus.

Die Haltbarkeit des Ölmazerats ist von verschiedenen Faktoren abhängig: Zum einen von der Stabilität des Basisöls und vom Haltbarkeitsdatum des Öls zum Zeitpunkt der Verarbeitung. Anhaltspunkte zur Haltbarkeit von Ölen finden Sie in der Tabelle auf Seite 27. Da die antioxidativen Stoffe der eingelegten Heilpflanze ebenfalls zur Stabilität eines Öls beitragen, spielt es auch eine Rolle, welche Pflanze ausgezogen wurde. So besitzen beispielsweise Rosmarin und Salbei ein wesentlich größeres antioxidatives Potenzial als Gänseblümchen oder Ringelblume. Zudem wirken sich frische Pflanzen anders auf die Haltbarkeit aus als getrocknete (siehe Seite 13): Ölauszüge aus frischen Pflanzen sind etwas weniger stabil als solche aus getrockneten Pflanzen. Ein Beispiel: Ein Ringelblumen-Warmauszug in Olivenöl ist mit getrockneten Blüten mindestens 12–14 Monate haltbar, mit frischen Blüten reduziert sich die Haltbarkeit um etwa 2 Monate.

Die Haltbarkeit eines Öls kann allerdings durch die Zugabe von Vitamin E (Tocopherol) oder Jojobaöl um 2 Monate verlängert werden. Dazu müssen etwa 0,5–1 % Tocopherol oder 10–20 % Jojobaöl zugegeben werden. Tocopherol ist hitzeempfindlich und wird deshalb erst zugefügt, wenn die Öltemperatur unter 50 °C gefallen ist. Ebenfalls unglaublich stabilisierend wirkt das sogenannte Wiesenschaumkrautöl, das aber nicht aus dem heimischen Wiesenschaumkraut hergestellt wird, sondern aus dem Samen der nordamerikanischen Sumpfblume (*Limnanthes alba*). Ein Anteil von 10 % in einem mehrfach ungesättigten Öl (z. B. Sonnenblumenöl) verlängert dessen Haltbarkeit ähnlich wie Jojobaöl um 2 Monate.

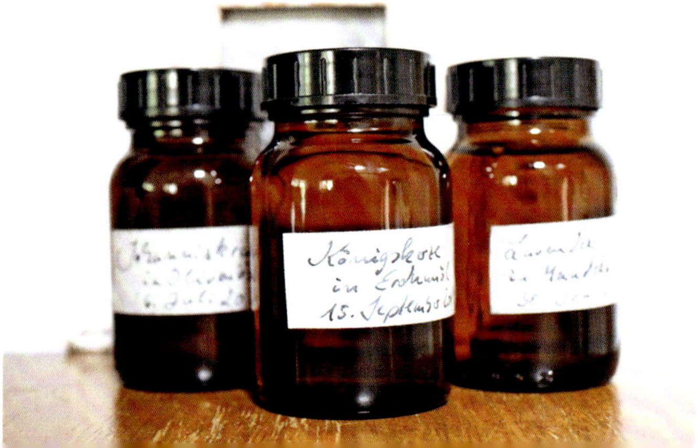

Zum Aufbewahren eignen sich Braunglas-Schraubdeckelgläser. Wichtig ist die richtige Beschriftung mit Material und Herstellungsdatum.

Die Haltbarkeit kann auch durch eine Zugabe von ätherischen Ölen verbessert werden (am besten durch ein Öl, das die Wirkungsrichtung der ausgezogenen Pflanze unterstützt, siehe Seite 32). Besondere antioxidative Eigenschaften haben die ätherischen Öle von Lavendel, Rosmarin, Salbei und Thymian. Ätherische Öle werden aber, wie schon mehrfach betont, nur in sehr kleinen Mengen zugefügt, und zwar im Bereich von 1–3 %, das heißt: 20–60 Tropfen auf 100 ml Öl.

Lassen Sie Öle, egal ob Basisöle oder Ölmazerate, möglichst nicht in halb leeren oder fast leeren Flaschen herumstehen. Öl soll immer mit möglichst wenigen Sauerstoffmolekülen in Kontakt kommen. Füllen Sie das Öl also rechtzeitig in kleinere Flaschen um oder füllen Sie angebrochene Flaschen mit kleinen Glaskugeln (sterilisiert) auf, sodass das Öl durch die Verdrängung ansteigt.

Hygienisches Arbeiten

Zur Gewährleistung einer guten Haltbarkeit der Produkte gehören unbedingt entsprechende Hygienemaßnahmen bei der Verarbeitung. Das gilt gleichermaßen für die Herstellung von Salben und Cremes. Das heißt: Alle verwendeten Arbeitsgeräte, Arbeitsflächen, Löffel, Cremetöpfchen, Schraubgläser, Flaschen und Deckel sowie die eigenen Hände werden desinfiziert. Dazu eignet sich am besten Ethanol 70 % vol. Füllen Sie den hochprozentigen Alkohol in eine Sprühflasche – so können Sie ihn wunderbar dosieren. Die eingesprühten Gegenstände können Sie an der Luft trocknen lassen, denn das Ethanol verdampft recht schnell und rückstandslos. Alternativ können Sie die Gläser und feuerfesten Gerätschaften auch im Backofen sterilisieren, und zwar 10 Minuten bei 150 °C. Vor allem bei den Cremes (Seite 54f.), die aufgrund des Wassergehaltes weniger stabil sind, sind eine saubere Arbeitsweise sowie keimfreie Gerätschaften sehr wichtig.

Grundsätzlich macht es Sinn, kleinere Mengen Ölmazerat immer frisch herzustellen und bald aufzubrauchen. Dann können Sie durchaus auch einmal mit Ölen arbeiten, die nicht so lange stabil bleiben, wie z. B. Sonnenblumenöl, Hanföl, Haselnussöl oder Walnussöl. Für die Nutzung dieser Öle spricht die Tatsache, dass die Pflanzen, aus denen sie hergestellt werden, bei uns regional angebaut werden können. Haselnussöl hat beispielsweise ähnliche pflegende Eigenschaften wie das beliebte Mandelöl. Das Walnussöl enthält außergewöhnlich viel Linolsäure und fördert die Regeneration der Haut.

ÖL WIEGT WENIGER ALS WASSER

Wichtig zu wissen: Öl ist leichter als Wasser, da es eine andere Dichte besitzt. Deshalb wiegen 100 ml Öl durchschnittlich etwa 90–92 g. Bei den Rezepten im Buch ist dies berücksichtigt, aber falls Sie andere Rezepte ausprobieren, bei denen beispielsweise das Öl in Gramm angegeben wurde, dürfen Sie die Masse nicht einfach in Volumen umwandeln. 100 g Olivenöl hat also ein Volumen von etwa 111 ml.

Salben, Balsame und Cremes herstellen

Ölauszüge können Sie recht einfach zu Salbe, Balsam oder Creme weiterverarbeiten. Um die gewünschte feste Konsistenz zu bekommen, sind allerdings weitere Zutaten wie z. B. Bienenwachs oder Lanolin nötig. Aber nicht nur die Konsistenz unterscheidet die beiden Zubereitungen: In Salben und Cremes können zudem weitere heilsame Stoffe wie beispielsweise Tinkturen eingearbeitet werden.

Unsere Vorfahren stellten Salben gern auf der Grundlage von tierischen Fetten (z. B. Butter oder Schweineschmalz) her, die durch ihre Fettsäurezusammensetzung bei Zimmertemperatur fest sind. Auch die Bezeichnung „Salbe“ ist ein Hinweis auf die „tierische Herkunft“: Das Wort kommt aus dem Germanischen und bedeutet Butter/Schmalz. Tierische Fette waren in den bäuerlichen Regionen Mitteleuropas viel leichter zu bekommen als pflanzliche Öle. Die Herstellungsmethode mit tierischen Fetten ist recht einfach: Man gibt ein paar Handvoll Heilkräuter in das verflüssigte (erwärmte) Fett und lässt sie einige Zeit auf dem Herd ausziehen. Dann werden die Kräuter abgesiebt, und bei der Abkühlung verfestigen sich die tierischen Fette wieder.

Ganz so einfach funktioniert ist es mit pflanzlichen Ölen nicht, denn ihnen fehlt (mit Ausnahme von Kokosöl/-fett) die Festigkeit. Man benötigt also weitere Zutaten, um eine weiche und streichfähige Salbe herzustellen: Die Ölmazerate müssen durch die Zugabe von sogenannten Konsistenzgebern verfestigt werden (siehe Seite 48f.).

Salben aus tierischen Fetten

TRADITIONELLE RINGELBLUMENSALBE MIT SCHWEINESCHMALZ

100 g Schweineschmalz
10 g getrocknete Ringelblumenblüten
(alternativ: 20 g frische Ringelblumenblüten)

- Schweineschmalz in einen kleinen Topf geben und bei geringer Hitze schmelzen lassen.
- Zerkleinerte Blüten in das geschmolzene Schmalz einrühren. Bei niedriger Temperatur (ca. 55 °C) etwa 1–2 Stunden ziehen lassen. Im Wasserbad kann die Temperatur besser reguliert werden.

- Dann das flüssige Fett durch ein feines Sieb und anschließend durch Filterpapier filtern.
- In Salbendöschen füllen und abkühlen lassen. Nach dem Auskühlen wird die Salbe fest.

Salben auf Schmalzbasis sind wegen der kurzen Haltbarkeit für einen baldigen Verbrauch gedacht. Im Kühlschrank können sie 4–5 Monate gelagert werden. Da Fett auch sehr gut Schadstoffe aufnimmt, sollte man ein Schweinschmalz verwenden, das aus biologischer Tierhaltung stammt.

SCHNELLE RINGELBLUMENSALBE MIT BUTTER

50 g Bio-Butter
10 g frische Ringelblumenblüten

- Butter im Topf schmelzen lassen und die kleingeschnittenen Ringelblumenblüten zugeben.
- Bei niedriger Temperatur (max. 55 °C) ca. 20 Minuten darin ziehen lassen und beständig rühren.
- Abfiltern und kühl stellen.

Diese Salbe ist als schnell verfügbare Erste-Hilfe-Salbe gedacht, die innerhalb von 4–5 Tagen verbraucht werden sollte. Im Kühlschrank aufbewahren. Auf gleiche Weise können Sie auch aromatisierte Butter für den Genuss herstellen, z. B. mit würzigen Kräutern (Rosmarin, Salbei, Thymian).

Tipp Sie können diese Beispiel-Rezepte als Grundrezept nutzen und die Ringelblume einfach durch andere Heilpflanzen ersetzen.

Mit Schweineschmalz oder wie hier mit Butter lässt sich ganz schnell und aus nur zwei Zutaten eine gute Ringelblumensalbe herstellen.

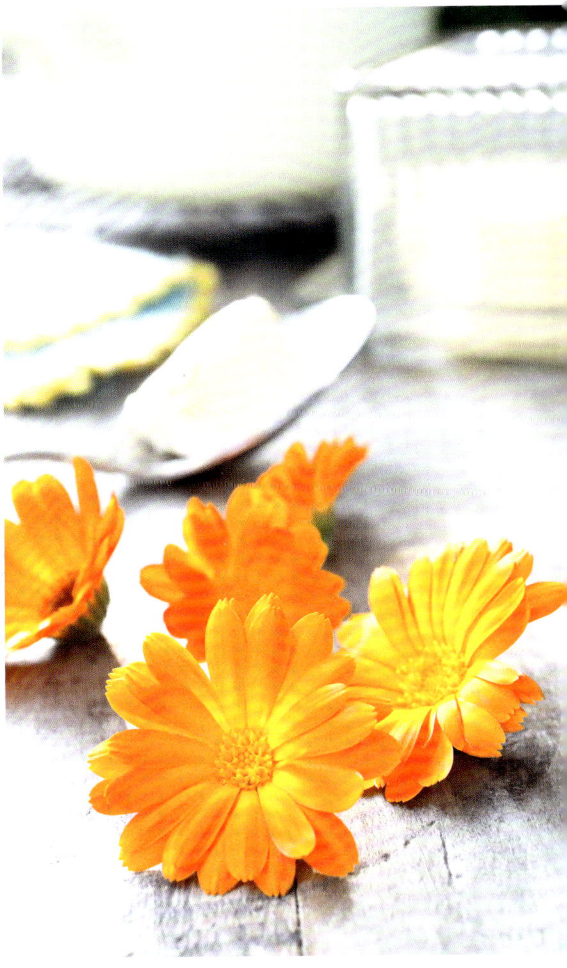

Konsistenzgeber

Zu den Konsistenzgebern für Salben und Cremes zählen die festen Wachse, die erst bei höheren Temperaturen schmelzen. Am häufigsten wird hier Bienenwachs verwendet – es verleiht Salben und Cremes eine recht gute Festigkeit. Den wachsartigen Stoffen kann man auch das Lanolin (Wollwachs) zuordnen. Nutzen Sie in diesem Fall Lanolin anhydrid, das kein Wasser enthält. Aber auch Kokosöl/-fett und die Pflanzenbutter (Sheabutter, Kakaobutter) werden zu den Konsistenzgebern gerechnet, da sie bei Zimmertemperatur noch fest sind. Anders als mit Bienenwachs wird damit jedoch nur eine leichte Festigkeit erreicht.

In einem Salbenrezept können durchaus mehrere Konsistenzgeber zum Einsatz kommen. Je nach ihrem Schmelzpunkt werden sie aber zu unterschiedlichen Zeiten dazugegeben, zumal Pflanzenbutter ziemlich hitzeempfindlich ist. So wird Bienenwachs dem Öl bei 62 °C zugegeben und Shea- oder Kakaobutter erst, wenn das Öl auf unter 40 °C abgekühlt ist.

Bienenwachs ist ein natürliches Produkt. Honigbienen stellen es für den Bau ihrer Honigwaben her, in speziellen Wachsdrüsen. Naturbelassenes Bienenwachs ist gelblich gefärbt, wobei die Färbung von Carotinoiden aus den Pollen herrührt. Weißes Bienenwachs wurde dagegen gereinigt und gebleicht. Meist kommt Bienenwachs in kleinen Pellets in den Handel. Es schmilzt bei 62 °C und mischt sich problemlos mit Ölen. Es hinterlässt einen leichten einhüllenden Schutzfilm auf der Haut,

Eine Auswahl an Konsistenzgebern für Ihre Salben. Oben: links Sheabutter, rechts Lanolin anhydrid (Wollfett). Unten: links Bienenwachs, rechts Kakaobutter.

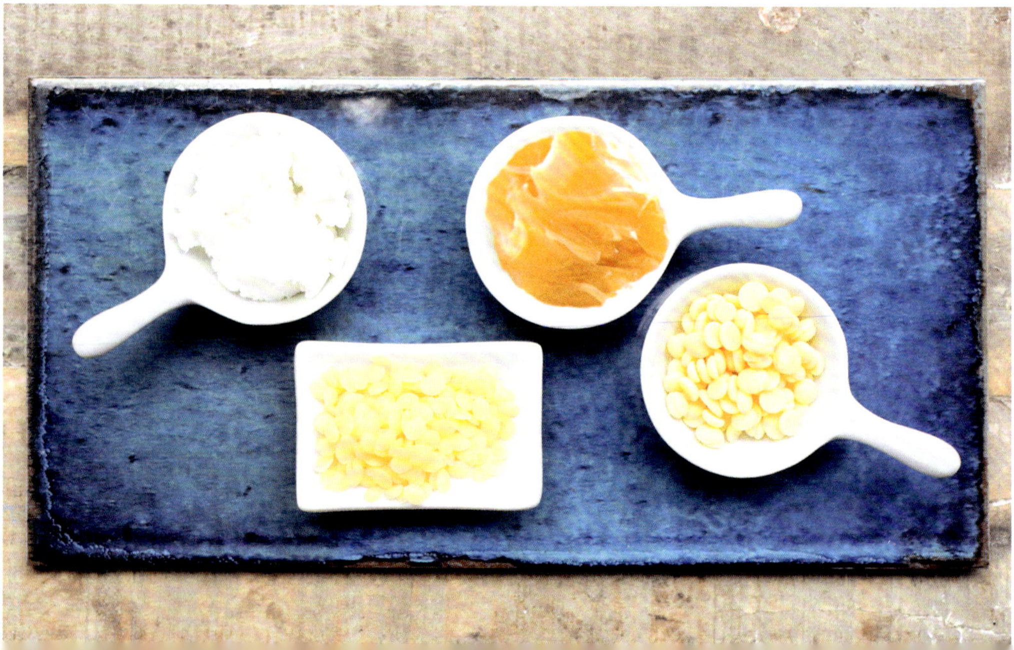

hat also gute hautschützende Eigenschaften. Bienenwachs wird je nach gewünschter Festigkeit in einem Anteil von 5–15 % zugegeben. Bei einer 10%igen Dosierung bedeutet das beispielsweise: Auf 100 ml Öl kommen 10 g Wachs.

Kakaobutter ist das fein duftende und hautfreundliche Fett der Kakaobohne. Das gelbliche Fett hat eine vorzügliche hautpflegende Wirkung. Der Schmelzpunkt liegt zwischen 28 und 32 °C, bei Zimmertemperatur ist die Butter relativ hart. Allerdings ist sie sehr hitzeempfindlich und sollte deshalb nicht stärker als 40 °C erwärmt werden. Man gibt sie also erst dazu, wenn das Öl entsprechend abgekühlt ist. Meist macht Kakaobutter 5–30 % der Gesamtmischung aus. Aufgrund des hohen Anteils an gesättigten Fettsäuren beträgt die Haltbarkeit bei kühler und lichtgeschützter Lagerung 16–20 Monate.

Sheabutter ist auch als Karitébutter bekannt. Sie könnte auch zu den Wirkstoffölen gezählt werden, denn sie enthält zahlreiche Fettbegleitstoffe (Triterpene, Phytosterole, Allantoin, Vitamin E), die wundheilungsfördernd und entzündungshemmend wirken. Das butterartige Fett stammt aus den 4 cm großen Samenkernen des Karitébaumes (*Vitellaria paradoxa*) im tropischen Afrika (Ghana, Uganda). Wegen der feuchtigkeitsbindenden und hautpflegenden Eigenschaften wird die Haut nach der Behandlung unglaublich geschmeidig, weich und zart. Sheabutter hat sich bewährt bei trockener Haut, Schwangerschaftsstreifen, zur Narbenbehandlung, bei Neurodermitis und verhornter Haut. Sie hat ihren Schmelzpunkt zwischen 28 und 32 °C. Allerdings sollte sie nicht über 40 °C erwärmt werden, damit die wertvollen Eigenschaften erhalten bleiben.

Sheabutter ist ein recht weicher Konsistenzgeber, sodass man sehr viel davon benötigt, um eine Salbe zu verfestigen. Um beispielweise aus 20 ml Ölmazerat eine halbfeste Salbe zu herzustellen, müsste man 80 g Sheabutter dazumischen. Deshalb wird sie in der Regel mit Bienenwachs kombiniert. Normalerweise wird sie in Salben und Cremes in einem Anteil von 10–30 % eingesetzt.

Lanolin (anhydrid) ist das Wollfett (Wollwachs) der Schafe und wird bei der Wollverarbeitung gewonnen. Achten Sie beim Einkauf auf eine pestizidfreie Qualität. Lanolin dringt gut in die oberen Hautschichten ein, ist zudem sehr hautpflegend und hat auch wundheilungsfördernde Wirkung. Es dient als Konsistenzgeber, aber gleichzeitig auch als natürlicher Emulgator für Wasser-in-Öl-Emulsionen. Emulgatoren braucht man, um Fett und Wasser stabil miteinander zu verbinden (= emulgieren). Der Schmelzpunkt liegt zwischen 40 und 45 °C. Lanolin anhydrid eignet aber sich nicht nur als Konsistenzgeber und Emulgator: Es kann ein Vielfaches seines Eigengewichtes an Wasser binden und eignet sich damit auch für Salben und Cremes, denen Tinkturen, wässrige Heilpflanzenauszüge (Tee) oder Hydrolate zugefügt werden sollen. Mit dem Lanolingehalt kann man also in den Rezepturen die Menge des beigefügten Wasseranteils steuern.

LANOLIN ANHYDRID BINDET WASSER

Sie können sich die Bindefähigkeit des Lanolins auch zunutze machen, wenn Sie wasserlösliche Wirkstoffe in einem Ölmazerat lösen und aufnehmen lassen wollen. Das funktioniert allerdings nur bei Mazeraten aus frischen Pflanzen (siehe Seite 13f.), denn in getrockneten Pflanzen ist ja kein Wasser mehr vorhanden. Sie setzen das Mazerat also mit einem Pflanzenöl, Lanolin anhydrid und mit frischen Heilpflanzen an. Die Temperatur des Öls muss über 40 °C liegen, damit sich das Lanolin darin lösen kann. Der Lanolinanteil sollte etwa 10 % betragen. So können Sie z. B. mittels Lanolinzugabe mit dem Grundrezept für Heißauszüge ein Gundermannöl herstellen, in dem auch die wasserlöslichen Gerbstoffe enthalten sind: Erhitzen Sie 100 ml Olivenöl und 12 g Lanolin auf 55 °C und ziehen Sie darin 2 Stunden lang 15 g frische Gundermannblätter aus.

Kokosöl/-fett ist eine Besonderheit, denn es ist Basisöl und Konsistenzgeber in einem. Sie können damit ähnlich wie mit tierischen Fetten (Butter, Schweineschmalz) in einem Arbeitsgang eine kinderleichte „Ruck-Zuck-Salbe" herstellen. Zunächst wird das Kokosöl mit den Heilpflanzen erhitzt und entzieht ihnen die Wirkstoffe. Beim Abkühlen wird es langsam wieder fest, und zwar ohne Zugabe von Bienenwachs. Kokossalben schmelzen sofort auf der Haut und ziehen sehr gut ein. Weitere Informationen zum Kokosöl finden Sie auf Seite 25.

Salben aus pflanzlichen Fetten

Salben enthalten kein Wasser. Sie bestehen in der Regel aus Öl oder Ölmazerat und werden durch Zugabe des Konsistenzgebers Bienenwachs verfestigt. Der Bienenwachsgehalt beträgt meist 10–15 %. Im Prinzip braucht man für die Salbenherstellung nur ein Ölmazerat aus Heilpflanzen und Bienenwachs. Man kann den Salben aber auch noch 10 % Lanolin (Wollwachs) zugeben und sie dadurch etwas streichfähiger und cremiger machen. Zudem kann dank der Bindefähigkeit des Lanolins eine etwas größere Menge Tinktur in die Salbe eingearbeitet werden. Beim folgenden Grundrezept beispielsweise können durch das Bienenwachs nur 4–6 ml Tinktur gebunden werden, durch Zugabe von 10 g Lanolin werden 12 ml Tinktur möglich. Mit Tinkturen kann die Heilwirkung einer Salbe verstärkt werden, denn es besteht die Möglichkeit, nicht fettlösliche Wirkstoffe einzubinden (siehe Seite 57). Salben müssen aber nicht unbedingt auf pflanzlichen Ölen basieren, sie können auch aus tierischen Fetten hergestellt werden (siehe Beispiel-Rezepte, Seite 46f.).

GRUNDREZEPT FÜR SALBEN

100 ml Ölmazerat
5–15 g Bienenwachs
optional:
10 g Lanolin anhydrid
10–40 Tropfen ätherisches Öl
4–12 ml Heilpflanzentinktur (1 ml entspricht etwa 20 Tropfen)

- Zunächst wird ein Ölmazerat nach einem der Grundrezepte (ab Seite 39) hergestellt. Dieses wird dann mit Bienenwachs verfestigt. Die Menge des zugefügten Bienenwachses bestimmt die Konsistenz der Salbe: Bei 5 g Bienenwachs je 100 ml Öl ist sie noch relativ weich, bei 15 g wird sie sehr fest.
- Geben Sie Bienenwachs und Ölmazerat in ein Becherglas und erwärmen Sie es im Wasserbad. Für das Wasserbad füllen Sie in einen größeren Topf etwa 5 cm Wasser ein und lassen es 65–70 °C heiß werden. Erwärmen sie darin das Becherglas auf etwa 62 °C, bis das Wachs geschmolzen ist. Das dauert etwa 2 Minuten. Kontrollieren Sie dabei regelmäßig die Temperatur, damit das Öl nicht zu heiß wird. Falls Lanolin als Zugabe gewünscht ist, wird es zusammen mit dem Wachs eingeschmolzen.

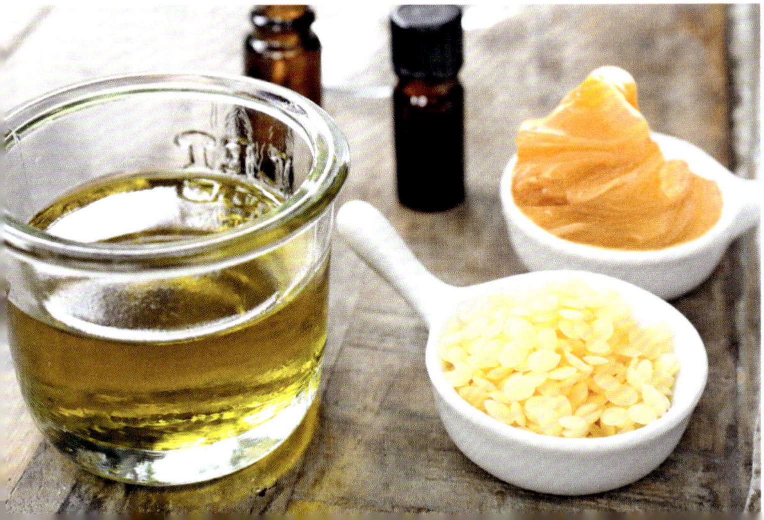

Für Salben benötigt man ein Ölmazerat, Konsistenzgeber und gegebenenfalls ätherisches Öl und eine Tinktur.

- Anschließend aus dem Wasserbad nehmen und abkühlen lassen. Dabei weiterrühren und Temperatur messen. Sobald die Temperatur unter 40 °C gesunken ist, wird der Ölauszug durch das fester werdende Wachs etwas trüb und cremig. Jetzt können Sie, falls gewünscht, ätherisches Öl oder Tinktur einrühren. Es ist vorteilhaft für die Konsistenz der Salbe, wenn die Tinktur vor dem Einrühren ebenfalls auf 35–40 °C erwärmt wurde.
- Nun einige Tropfen auf einen kalten Teller geben und die Konsistenz prüfen. Der Tropfen erkaltet rasch, und Sie können dann die Konsistenz auf der Haut testen. Falls die Salbe zu weich oder zu fest ist, können Sie dies noch durch die Zugabe von Wachs beziehungsweise Öl ausgleichen.
- Die fertige Salbe noch warm in desinfizierte Salbendöschen oder Gläschen füllen und abkühlen lassen. Das Ganze mit einem sauberen Einmaltuch abdecken. Erst wenn die Salbe fest geworden ist, mit dem Deckel verschließen und beschriften. Zu früh verschlossene Döschen bilden im Deckel Kondenswasser, was die Haltbarkeit verkürzt.
- Salben können sehr sparsam eingesetzt werden. Nach dem Waschen oder Duschen in die noch feuchte Haut eingerieben, werden sie schneller aufgenommen.

Salben haben eine lange Haltbarkeit von etwa 1 Jahr, vorausgesetzt, die Basisöle entsprechen dieser Haltbarkeit.

Was sind Balsame?

Balsame enthalten wie Salben kein Wasser. Sie unterscheiden sich von den Salben eigentlich nur in der Fettzusammensetzung, denn Balsame haben neben den Ölen einen hohen Anteil an konsistenzgebenden Fetten und Butter. Sie bestehen also aus Öl oder Ölmazerat sowie aus festen Fetten (z. B. Kokosöl/-fett, Sheabutter) und werden durch die Zugabe des Konsistenzgebers Bienenwachs (meist 5–10 %) verfestigt. Durch die zugegebenen Fette ist der Balsam geschmeidiger und lässt sich leichter verstreichen als Salbe. Außerdem eignet sich insbesondere die Sheabutter gut, um zugefügte Tinkturen zu binden (= emulgieren). Beim folgenden Grundrezept sind maximal 8 ml Tinkturzugabe möglich, also weniger als 10 %. Die beigefügten Tinkturen können die Heilwirkung verstärken, da sie auch alkohol- und wasserlösliche Wirkstoffe in den Balsam bringen.

Früher wurden Balsame anders definiert: Unsere Vorfahren nannten eine Mischung mit wohlriechenden Harzen „Balsam“. Sogenannte Balsambäume lieferten das duftende Harz. Deshalb enthalten Balsame meist auch ätherische Öle. Daraus, dass man früher mit wohlriechenden Balsamen Leichname zu konservieren suchte, entwickelte sich das Wort „einbalsamieren“.

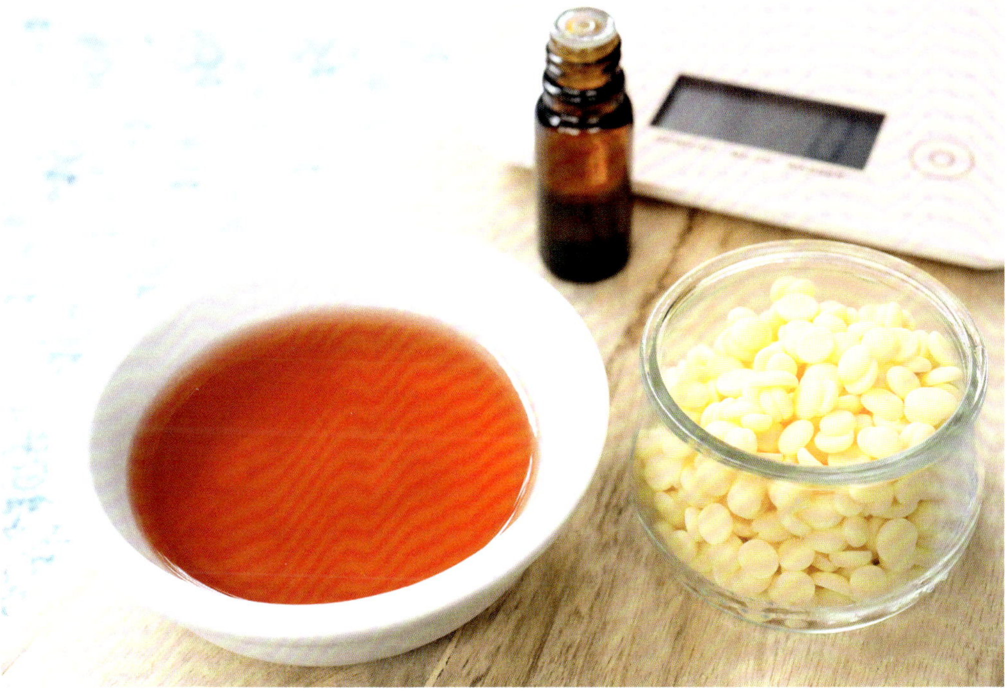

Grundzutaten für die Herstellung eines Balsams.

GRUNDREZEPT FÜR BALSAME

55 ml Ölmazerat
40–50 g Fett (Kokosöl, Sheabutter oder Kakaobutter)
5–10 g Bienenwachs
optional: 10–40 Tropfen ätherisches Öl
4–8 ml Heilpflanzentinktur (1 ml entspricht etwa 20 Tropfen)

- Zunächst wird ein Ölmazerat nach einem der Grundrezepte (ab Seite 39) hergestellt. Hitzebeständige Fette wie Kokosöl können gleich dem Ölmazerat zugefügt werden, während hitzeempfindliche Fette wie Sheabutter erst später dazukommen.
- Dann Bienenwachs und Ölmazerat in ein Becherglas geben. Im Wasserbad unter Rühren auf etwa 62 °C erwärmen, bis das Wachs geschmolzen ist. Aus dem Wasserbad nehmen und abkühlen lassen. Sobald die Temperatur unter 40 °C gesunken ist, wird der Ölauszug durch das fester werdende Wachs etwas trüb und cremig.
- Nun werden die hitzeempfindlichen Fette (Sheabutter, Kakaobutter) eingerührt und geschmolzen. Falls gewünscht, können Sie jetzt noch ätherisches Öl oder Tinktur unterrühren. Es ist vorteilhaft für die Konsistenz des Balsams, wenn die Tinktur vor dem Einrühren ebenfalls auf 35–40 °C erwärmt wurde.

- Den fertigen Balsam noch warm in desinfizierte Salbendöschen oder Gläschen abfüllen und abkühlen lassen. Erst dann mit einem Deckel verschließen und beschriften. Zu früh verschlossenen Döschen bilden im Deckel Kondenswasser.

Balsame haben bei hygienischer Produktion eine Haltbarkeit von etwa 1 Jahr.

Was sind Cremes?

Cremes enthalten anders als Salben und Balsame Wasser, weshalb ein Emulgator benötigt wird, der Fett und Wasser zusammenbringt. Emulgatoren können dafür sorgen, dass sich zwei normalerweise nicht mischbare Flüssigkeiten vermengen. Es gibt zahlreiche Emulgatoren (Emulsan, Lamecreme, Montanov, Tegomuls usw.) für wasserhaltige Cremes, wobei ich mich für den natürlichen Emulgator Lanolin anhydrid entschieden habe, der sich sehr gut für fettreiche Heilcremes eignet.

Cremes sind also Emulsionen aus Fett und Wasser. Auf der Fettseite stehen Öle, Wachse, Emulgatoren sowie Fette und Butter; man nennt dies Fettphase. Auf der Wasserseite stehen die wässrigen Komponenten: destilliertes Wasser, Hydrolate (z. B. Rosenwasser), Teeaufgüsse oder wässrig-alkoholische Auszüge (Tinkturen) – die sogenannte Wasserphase. Mithilfe des natürlichen Emulgators Lanolin anhydrid werden nun die öligen und wässrigen Anteile emulgiert. Wir nutzen für Heilcremes die „Wasser-in-Öl-Emulsion“, die mehr Fett als Wasser enthält: Der lipophile Emulgator Lanolin wird im Öl gelöst; der ölige Anteil umschließt die kleinen Wassertröpfchen und verhindert das Zusammenfließen.

WASSER REDUZIERT DIE HALTBARKEIT

Cremes ziehen schneller in die Haut ein als Salben und Balsame. Sie sind aufgrund des Wassergehaltes feuchtigkeitsspendend. Durch den wässrigen Anteil wirken sie eher kühlend. Allerdings sind sie durch den hohen Wasseranteil nicht so lange haltbar, denn wasserhaltige Cremes bieten ein gutes Milieu für eine Vermehrung von Pilzen und Bakterien. Ohne Konservierung hält sich eine Creme im Kühlschrank maximal 2–3 Wochen. Mit Konservierung (siehe im Folgenden) ist die Creme mindestens 2–3 Monate lagerbar. Es macht also Sinn, Cremes immer nur in kleinen Mengen für den baldigen Verbrauch herzustellen. Außerdem ist das hygienische Arbeiten bei der Herstellung absolut wichtig (siehe auch Seite 45). Genauso wichtig ist es aber auch, dass man bei der Anwendung Hygiene walten lässt – also nicht mit dem Finger ins Cremedöschen, sondern mit einem desinfizierten Löffel oder Spatel!

Der Wasseranteil öffnet den Weg für weitere Wirkstoffe: Während in Salben nur die Lösung fettlöslicher Wirkstoffe möglich ist, können einer Creme mittels der Wasserphase auch bis zu 40 % wasserlösliche Wirkstoffe zugefügt werden. Dies geschieht meist in Form von wässrig-alkoholischen Tinkturen, aber es funktioniert auch mit Tee oder Hydrolaten.

KONSERVIERUNG VON CREMES

Wenn eine Creme länger als 2–3 Wochen aufbewahrt werden soll, dann ist eine Konservierung nötig. Es gibt zahlreiche Konservierungsmittel, die auch von Naturkosmetikfirmen akzeptiert werden, aber wirklich natürlich sind davon die wenigsten. Für Heilcremes kommt selbstverständlich nur eine natürliche Konservierung in Frage. Daher stehen uns eigentlich nur Alkohol (Ethanol) und, mit begrenzter Wirkung, die ätherischen Öle (siehe Seite 45) zur Verfügung. Konserviert werden muss die Wasserphase der Creme, was erst durch einen Alkoholanteil von 10–12 % vol gewährleistet ist. Wenn die Wasserphase Tinkturen enthält, dann wird die nötige Konzentration meist erreicht. Wenn die Wasserphase aber ausschließlich aus Hydrolaten, destilliertem Wasser oder Tee besteht, dann ist eine Zugabe von Alkohol unbedingt notwendig.

Bei den Creme-Rezepten in diesem Buch ist eine Alkohol-Konservierung berücksichtigt, aber bei eigenen Rezepturen sollten Sie die nötige Alkoholkonzentration einrechnen: Nehmen wir z. B. an, Sie haben ein Rezept, für das 50 ml Wasserphase benötigt wird. Sie wünschen sich eine Wasserphase aus Rosenblütentee oder Rosenhydrolat. Um in der Wasserphase dann einen Alkoholgehalt von 10 % zu erreichen, benötigen Sie 5,2 ml 96%igen Alkohol oder 7,1 ml 70%igen Alkohol oder 12,5 ml 40%igen Alkohol.

Die Formel zur Errechnung lautet: Gewünschte Menge der Wasserphase in Milliliter (z. B. 50 ml), multipliziert mit dem gewünschten Alkoholgehalt der Wasserphase (z. B. 10 %), geteilt durch die Alkoholkonzentration des zur Konservierung genutzten Alkohols (z. B. 96 %). Das ergibt als Ergebnis dann die Menge des zur Konservierung notwendigen Alkohols. Also:
50 ml x 10 % : 96 % = 5,2 ml!

Im Beispiel-Rezept benötigen Sie also für 50 ml Wasserphase 5,2 ml 96%igen Alkohol. Um auf 50 ml Wasserphase zu kommen, fehlen dann noch 44,8 ml Rosenblütentee oder Rosenhydrolat.

GRUNDREZEPT FÜR CREMES

Fettphase:
45 ml Öle oder Ölmazerate
10–20 g Lanolin anhydrid
4–6 g Bienenwachs
4–6 g Fette oder Butter
Wasserphase:
40–45 ml Hydrolat, Tinktur oder Teeaufguss
optional zur Konservierung oder Wirkungsverstärkung:
12–20 Tropfen ätherisches Öl
6–12 ml Heilpflanzentinktur (1 ml entspricht etwa 20 Tropfen) oder Alkohol 70 % vol (ist nur nötig, wenn in der Wasserphase nicht genügend Alkohol vorhanden ist)

- Die Herstellung von Cremes ist nicht ganz so einfach wie die von Salben, da das Emulgieren mehr Aufmerksamkeit und Geduld erfordert. Es ist deshalb sinnvoll, gleich zu Beginn alle benötigten Zutaten abzuwiegen und bereitzustellen.
- Zunächst stellen Sie die sogenannte Fettphase her, indem Sie Bienenwachs, Lanolin, Fette und Öle in ein Becherglas geben. Im Wasserbad wird es auf ca. 62 °C erwärmt und geschmolzen. Das dauert etwa 2–3 Minuten.
- Hitzebeständige Fette wie Kokosöl können schon jetzt in die Fettphase eingerührt werden, hitzeempfindliche Fette wie Sheabutter oder Kakaobutter kommen dagegen erst nach dem Einrühren der Wasserphase dazu. Für die Wasserphase wird in einem separaten Becherglas Tee, Tinktur oder Hydrolat ebenfalls auf etwa 62 °C erhitzt.

Grundzutaten für die Herstellung von Cremes.

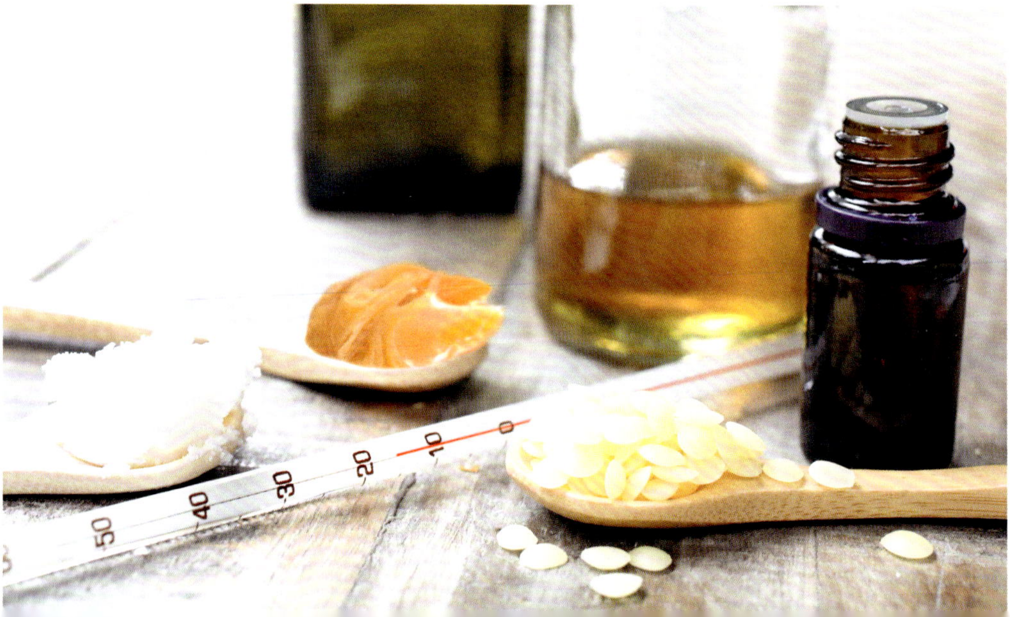

- Am besten, Sie stellen die Gläser mit Fettphase und Wasserphase zusammen in ein Wasserbad, da beide unbedingt die gleiche Temperatur benötigen, denn nur so verbinden sie sich optimal miteinander. Beide werden dann, wenn die Fettphase geschmolzen ist, aus dem Wasserbad genommen, und die Wasserphase wird nun langsam in einem feinen Strahl („schlückchenweise") in die Fettphase eingerührt (niemals umgekehrt!).
- Am besten funktioniert das Mischen mit einem Handrührgerät, einem Mini-Mixer oder einem elektrischen Milchaufschäumer auf kleiner Stufe, aber es geht auch per Hand. Ähnlich wie bei einer Mayonnaise wird so lange gerührt oder geschlagen, bis die Creme zu einer homogenen Masse emulgiert. Die Creme wird zunächst milchig, dann allmählich fester.
- Jetzt können Sie mit einem Glasstäbchen oder einem Löffel so lange weiterrühren, bis die geschmeidige Creme auf unter 40 °C abgekühlt ist. Erst dann werden die hitzeempfindlichen Fette Sheabutter oder Kakaobutter sowie die Wirkstofföle (z. B. Nachtkerzenöl) untergerührt. Ebenfalls erst jetzt kommen die eventuell gewünschten ätherischen Öle und der konservierende Alkohol dazu. Der konservierende Alkohol ist nur nötig, wenn die Wasserphase nicht genügend Alkohol enthält. Sanft weiterrühren, bis die Creme fast abgekühlt ist. Wird die Creme nicht weiter gerührt, bis sie erkaltet ist, können sich Wasser- und Fettphase teilweise wieder trennen.
- Nun die Creme in desinfizierte Döschen abfüllen und vor dem Verschließen noch einige Stunden „ausschwitzen" lassen.

Nach dem Verschließen im Kühlschrank aufbewahren. Hier hält die Creme je nach Konservierungsgrad 4–12 Wochen.

Tinkturen herstellen

Bei Cremes, teils auch bei Salben, ist es möglich, Tinkturen unterzumischen. Das hat den Vorteil, dass auch alkohol- und wasserlösliche Wirkstoffe der Heilpflanzen in Anwendung kommen können. So sind beispielsweise viele Inhaltsstoffe der venenstärkenden Rosskastanie nicht öllöslich und müssen deshalb über die wässrig-alkoholische Tinktur in die Creme überführt werden. Ähnlich verhält es sich bei gerbstoffreichen Heilpflanzen wie Gundermann: Auch seine Wirkstoffe müssen über eine Tinktur in die Salbe kommen. Deshalb soll nachfolgend kurz erklärt werden, wie Sie eine optimale Tinktur herstellen können.

Tinkturen sind wässrig-alkoholische Auszüge, das heißt, sie nutzen Wasser und Alkohol als Lösemittel. Eine 40%ige Tinktur besteht zu 40 % aus Alkohol (Ethanol) und zu 60 % aus Wasser. Da Alkohol ein optimales Lösemittel ist, enthalten Tinkturen mehr Wirkstoffe als Tee.

Falls irgendwie möglich, sollten Sie Tinkturen immer nur aus frischen Pflanzenteilen herstellen, denn das bringt erfahrungsgemäß das beste Ergebnis. Beim Tinkturen-Grundrezept wird ein konzentriertes Ansatzverhältnis von Pflanze zu Alkohol von 1 : 2,5 gewählt, um ein möglichst gehaltvolles Heilmittel zu erhalten. In der Regel wird für Frischpflanzentinkturen ein 70%iger Alkohol verwendet. Sollten Sie getrocknete Pflanzen verwenden, müssen Sie das Ansatzverhältnis 1 : 5 wählen, da hier ja der Pflanzensaft fehlt. Aus dem gleichen Grund genügt bei getrockneten Pflanzen ein Alkoholgehalt von 40 % vol.

Bei hochwertigen Tinkturen werden die Pflanzenteile zusammen mit dem Alkohol zu einem dickflüssigen Brei verarbeitet. Dazu können Sie einen Mörser mit rauer Innenfläche oder einen Mixer verwenden. Da die Pflanzenteile direkt im Medium Alkohol zerkleinert werden, können alle Wirkstoffe optimal „einfangen" werden. Mit dieser Art der Tinkturenherstellung (siehe Grundrezept) erzielen Sie außergewöhnliche Ergebnisse. Lassen Sie sich überraschen! Falls Sie die Tinkturen nicht selbst herstellen, sondern kaufen wollen, sollten Sie Urtinkturen bevorzugen, denn diese werden in der Regel aus frischen Pflanzen hergestellt.

ALKOHOL FÜR FRISCHPFLANZENTINKTUREN

Gewöhnlich kommt bei Tinkturen, die aus Frischpflanzen hergestellt werden, ein 70%iger Alkohol zum Einsatz. Bei einigen Heilpflanzen ist es aber sinnvoll, einen 40%igen Alkohol zu verwenden, da ein höherer Wasseranteil benötigt wird, um ihre Hauptwirkstoffe aus den Pflanzenzellen zu lösen. Dies ist beispielsweise bei den Saponinen der Rosskastanie oder den Schleimstoffen der Königskerze der Fall. Wenn bei den Rezepten ab Seite 66 Tinkturen benötigt werden, dann ist der erforderliche Alkoholgehalt für die Selbstherstellung immer angegeben.

GRUNDREZEPT FRISCHPFLANZENTINKTUR

20 g frische Pflanzenteile
50 ml Ethanol 70 % vol

- Pflanzenteile und Alkohol in einem Mörser oder Mixer zu einem dickflüssigen Brei verarbeiten. Das Zerkleinern im Mixer kann bei harten Pflanzenteilen (Samen, Wurzeln) von Vorteil sein.
- Dann in ein Schraubglas oder, noch besser (wegen eventuell schädlicher Stoffe im inneren Schraubdeckel), in ein Apothekerglas mit Glasstopfen geben und 2 Wochen an einen lichtgeschützten warmen Ort stellen. Ab und zu mit einem Löffel umrühren.

- Nun geben Sie den Auszug durch ein sehr feines Sieb und pressen den Brei gut aus.
- Anschließend wird die Tinktur mithilfe eines Tee- oder Kaffeefilters geklärt.

Füllen Sie die fertige Frischpflanzentinktur in ein Tropffläschchen aus Braunglas. So hält sie sich 2–3 Jahre.

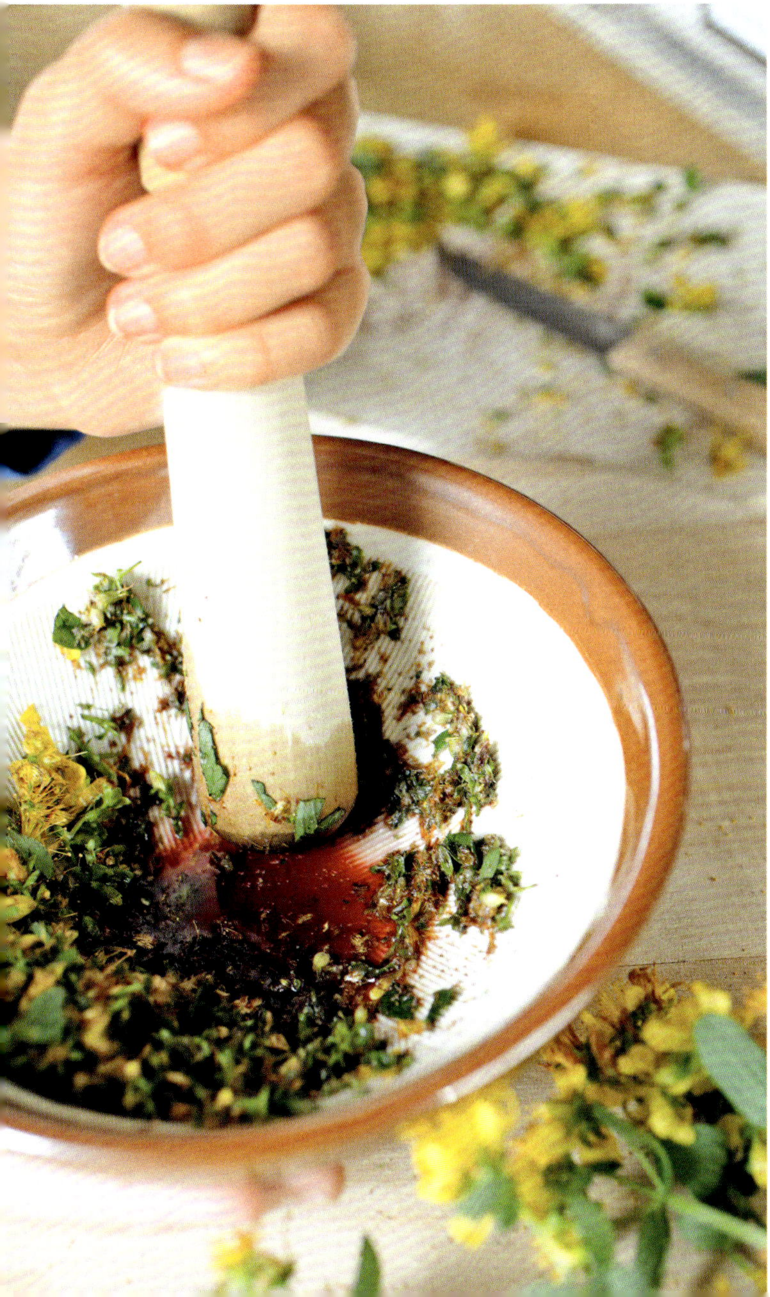

Für die Herstellung einer guten Tinktur werden die Heilpflanzen zusammen mit etwas Alkohol im Mörser zerkleinert.

Was wird alles gebraucht?

Für die Herstellung von Ölauszügen und Salben benötigen Sie kaum spezielle Geräte, das meiste haben Sie vermutlich bereits im Haushalt. Was eventuell fehlt, lässt sich leicht besorgen. Einige der aufgelisteten Hilfsmittel können eine Arbeitserleichterung darstellen, aber sie lassen sich durchaus auch ersetzen. Bevor Sie also mit der Herstellung loslegen, sollten Sie einen Blick auf die nötigen Zutaten und Gerätschaften werfen.

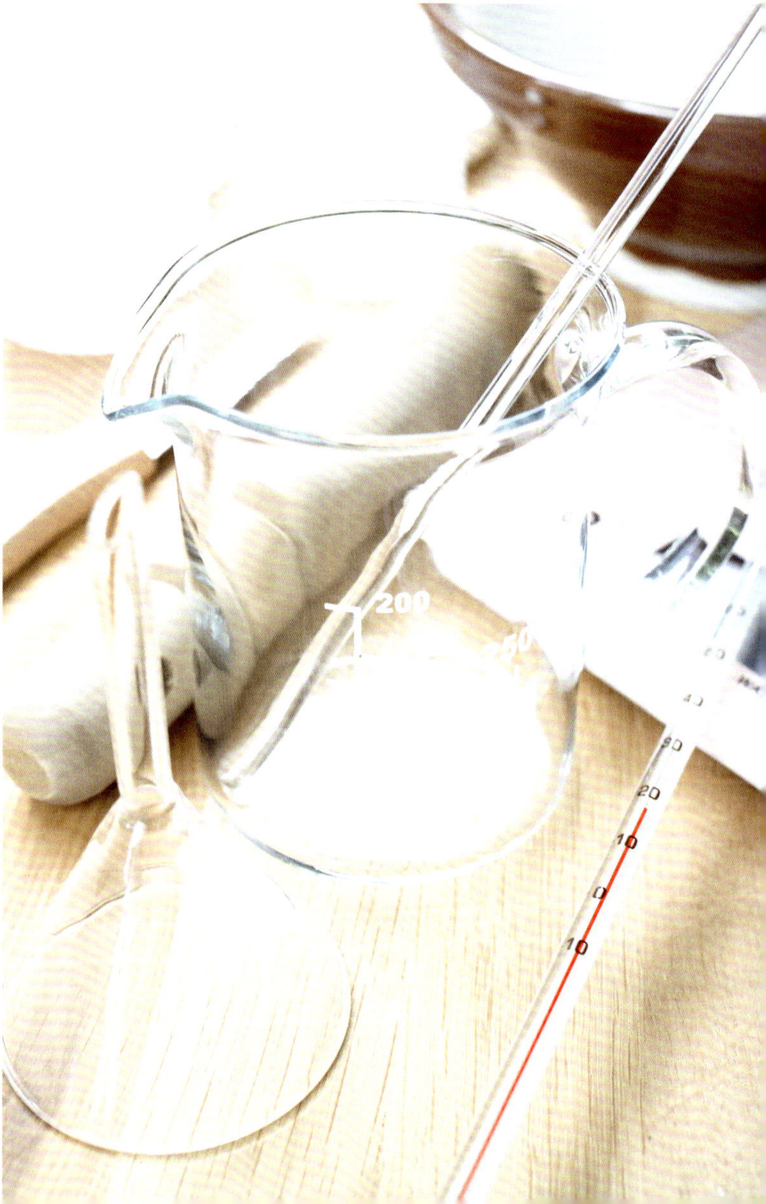

Der Materialbedarf ist überschaubar: guter Mörser, Waage, Thermometer, Küchenmesser, Glastrichter, Becherglas, Glasrührstab, Salbendöschen mit Deckel. Dazu brauchen Sie noch Auszugsgefäße und natürlich die Zutaten.

Heilkräuter	selbst gesammelt oder gekauft, frisch oder getrocknet
Basisöle und Konsistenzgeber	als Lösemittel und Träger der pflanzlichen Wirkstoffe; die wichtigsten Basisöle werden ab Seite 20 ausführlich beschrieben, die Konsistenzgeber ab Seite 48.
Ätherische Öle	zur Konservierung, Wirkstoffverstärkung oder Beduftung der Produkte; siehe Seite 30
Heilpflanzentinkturen	um alkohol- und wasserlösliche Wirkstoffe in Salben und Cremes einarbeiten zu können; siehe Seite 57f.
Alkohol 70 % vol	zur Desinfektion der Arbeitsgeräte und zur Herstellung der Tinkturen
Hydrolate	um wasserlösliche Wirkstoffe in Cremes einarbeiten zu können; Hydrolate enthalten allerdings weniger wasserlösliche Wirkstoffe als Tee und Tinktur.
Messer und Schneidebrettchen	um frische Heilkräuter für das Ölmazerat zu zerkleinern
Mörser (Reibschale)	zum Zerkleinern getrockneter bzw. zum Zerreiben frischer Heilkräuter; dabei ist eine möglichst raue Innenfläche sehr hilfreich – ich empfehle den japanischen Suribachi-Keramikmörser (Bezugsquelle auf Seite 157)
Mixgerät	wird für einige Ölauszüge mit harten Samen und Kernen benötigt.
Rührgerät, Milchaufschäumer oder elektrischer Quirl	zum Zusammenführen von Fettphase und Wasserphase bei der Cremeherstellung
Einfülltrichter	zum leichteren Befüllen der Aufbewahrungsfläschchen
Sieb	möglichst feinmaschig; um den fertigen Ölauszug abzugießen
Kaffeefilter und Filterpapier	um den Ölauszug, falls nötig, klarzufiltern; es eignen sich auch entsprechende Teefiltersysteme.
Messgeräte	Messbecher oder Bechergläser, mit denen sich auch kleinere Volumen (5–50 ml) abmessen lassen; präzise Küchen-, Fein- oder Briefwaage, mit der sich auch kleine Gewichtseinheiten (1 g) genau abwiegen lassen
Auszugsgefäße: weithalsige Gläser oder Steingutgefäße	zum Ansetzen der Ölauszüge; bei Warmauszügen in der Sonne sind gefärbte Gläser zu verwenden (Braunglas, Violettglas). (Bezugsquellen auf Seite 157)
Fläschchen und Salbendöschen	zum Aufbewahren der fertigen Produkte; entweder aus Kunststoff, Glas oder Porzellan; beim Einsatz von Glas möglichst Braun-, Blau- oder Violettglas nutzen (Bezugsquellen auf Seite 157)
Klebeetiketten	zum Beschriften der Fläschchen und Döschen
Feuerfeste Glas- oder Porzellanschüssel (alternativ Becherglas)	für das Wasserbad bei der Salbenherstellung
Kochtopf	für das Wasserbad bei der Salbenherstellung
Feuerfeste Bechergläser	zum Abmessen oder auch zum Erwärmen von Flüssigkeiten im Wasserbad; eventuell verschiedene Größen: 50 ml, 100 ml, 250 ml
Labor- oder Küchenthermometer	um die Temperaturen z. B. bei Ölauszügen oder bei der Cremeherstellung zu kontrollieren
Glasrührstäbchen	eignet sich gut zum Umrühren und ist gut zu reinigen, da nicht viel dran hängenbleibt
Tee- und Esslöffel	zum Messen und Rühren (1 EL = 15 ml, 1 TL = 5 ml)
Kunststoffspatel	um die fertigen Cremes in Döschen zu füllen; auch zur hygienischen Entnahme der Creme geeignet

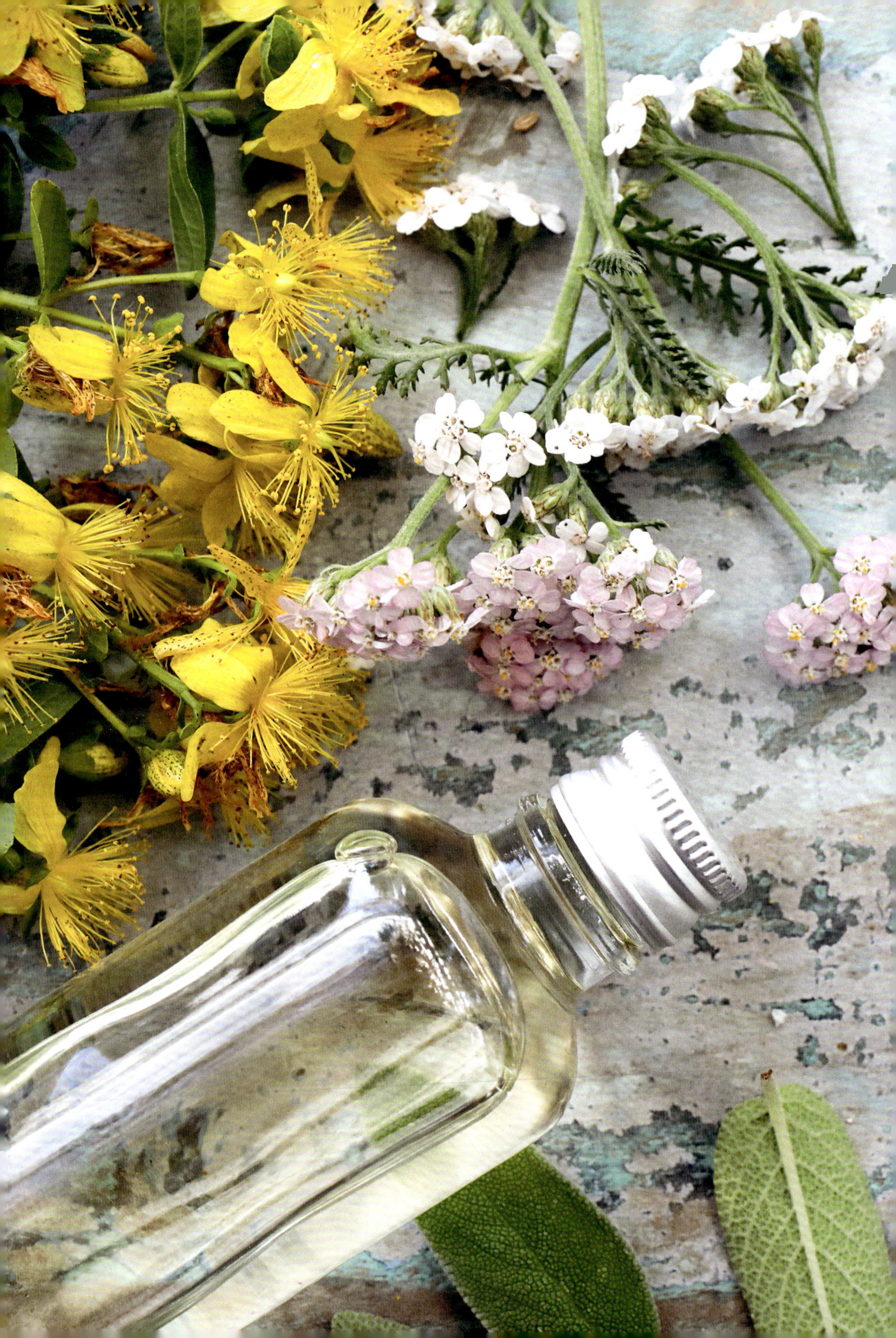

Rezepte

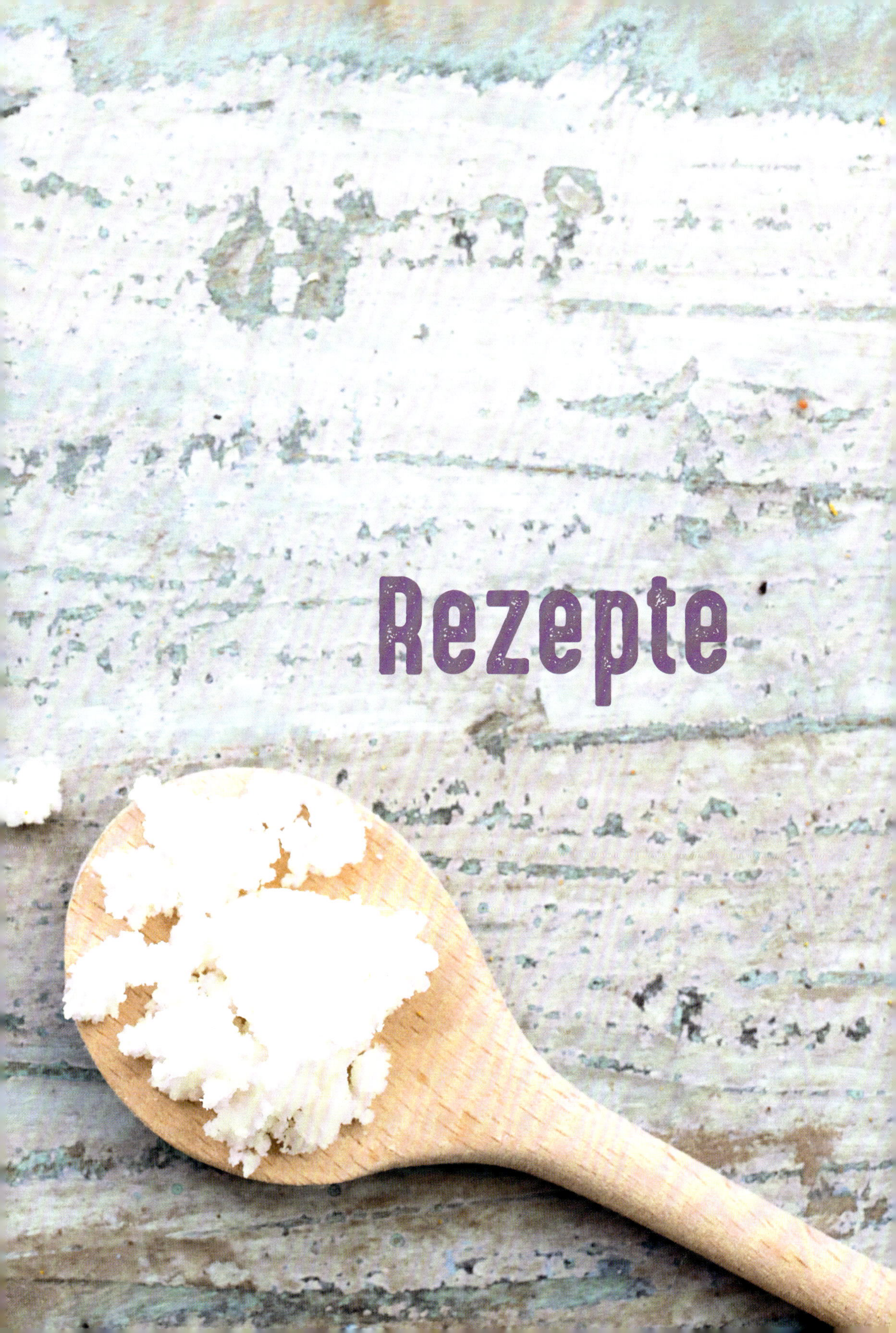

Hinweise zu den Rezepturen

Die Vorgehensweise für die Herstellung eines Heilöls, einer Salbe, eines Balsams oder einer Creme ist im jeweiligen Rezept ausführlich beschrieben. Noch detailliertere Infos und Anleitungen erhalten Sie bei der jeweiligen Grundrezeptur:

- **Heilöl, Warmauszug:** Seite 39f.
- **Heilöl, Heißauszug:** Seite 42
- **Salbe:** Seite 51f.
- **Balsam:** Seite 53f.
- **Creme:** Seite 56f.
- **Tinktur:** Seite 57f.

Wenn Sie also beispielsweise beim Erkältungsbalsam (Seite 70) ausführlichere Hinweise zur Herstellung benötigen, dann schlagen Sie einfach beim Grundrezept für Balsame (Seite 53) nach.

Wenn in den Rezepten frische Pflanzen angegeben sind, und Sie wollen stattdessen getrocknete nehmen, dann halbieren Sie einfach die Menge. So sind z. B. bei der Gundermannsalbe (Seite 96) 18 g frische Blätter angegeben, und Sie können sie problemlos durch 9 g getrocknete Blätter ersetzen. Andersherum können Sie bei Rezepten mit getrockneten Pflanzen diese durch die doppelte Menge an Frischpflanzen austauschen.

In einigen Rezepten werden Tinkturen benötigt. Diese können Sie nach den Vorgaben auf Seite 58 selbst herstellen. Das beste Ergebnis erreichen Sie mit frischen Pflanzen, aber falls diese nicht zu Verfügung stehen, können Sie auch getrocknete nehmen. Wenn Sie tiefer in das Thema Tinkturenherstellung einsteigen wollen, empfehle ich Ihnen das ebenfalls im Verlag Eugen Ulmer erschienene Buch „Heilpflanzen-Tinkturen – Wirksame Pflanzenauszüge selbst gemacht“.

Die Öle, Salben und Cremes wurden in elf Indikationsgebiete eingeteilt. Es kommt aber immer wieder vor, dass ein Rezept auch bei einer anderen Erkrankung hilfreich eingesetzt werden kann. So finden Sie beispielsweise das schleimlösende Nadelbaumöl (Seite 66) in der Rubrik Erkältung. Aber es kann auch bei rheumatischen Beschwerden zum Einsatz kommen. Eignet sich ein Mittel für mehrere Beschwerden, dann wird im entsprechenden Rezept darauf hingewiesen. Außerdem gelangen Sie über das Register unter dem Stichwort „Rheumatische Beschwerden“ – um bei diesem Beispiel zu bleiben – zu allen passenden Rezepten.

DAS ZERKLEINERN

Für die Ölmazerate müssen Sie die Heilpflanzen gut zerkleinern, damit möglichst viele Wirkstoffe in das Öl übergehen. Häufig wird gefragt wie stark die Zerkleinerung sein soll: Letztendlich gilt: je kleiner, desto besser! Schneiden Sie die frischen Kräuter in ca. 3 mm große Stückchen und zerreiben Sie die getrockneten Pflanzen im Mörser in gleiche Größe. Auf dem Foto rechts können Sie die optimale Schnittgröße gut erkennen.

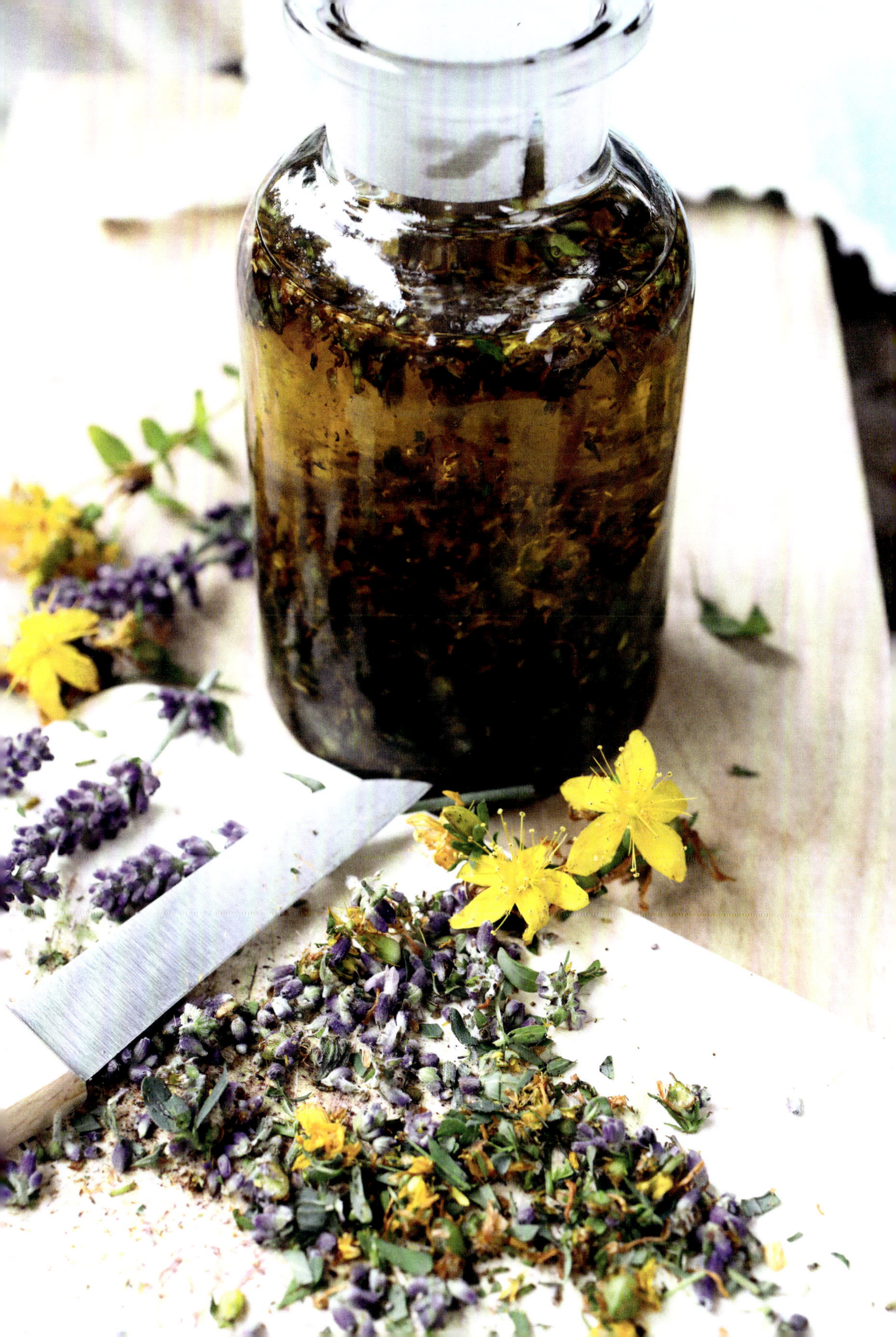

Wenn die Erkältung kommt

NADELBAUMÖL

Für das Nadelbaumöl benötigen Sie Nadeln und Harze von Fichte, Tanne, Lärche oder Kiefer. Bei einem Waldspaziergang können Sie das alles finden. Das Nadelbaumöl wirkt wärmend, in zwei Richtungen: Zum einen ist es als Einreibung wohltuend bei Atemwegserkrankungen wie Husten und Bronchitis. Zum anderen hilft es bei Muskelschmerzen und rheumatischen Beschwerden.

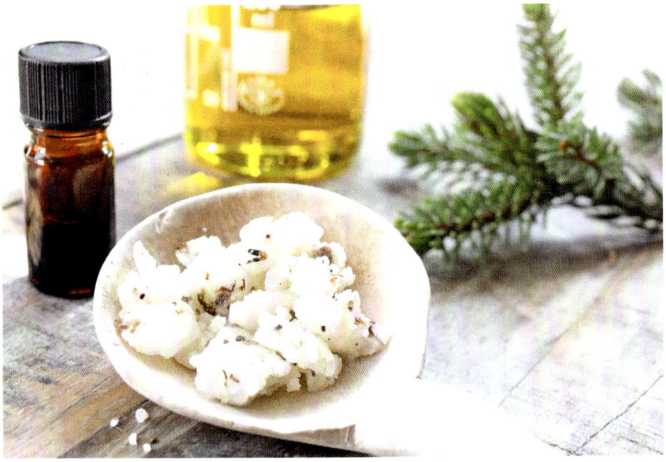

100 ml Raps- oder Olivenöl
10 g Triebspitzen von heimischen Nadelbäumen (Fichte, Lärche, Kiefer, Tanne)
25 g Harz von Nadelbäumen
20 Tropfen äth. Fichtennadelöl
10 Tropfen äth. Kiefernnadelöl

- Nadeln kleinschneiden und zusammen mit Harz und Öl (nicht mit den ätherischen Ölen!) im Wasserbad bei 65 °C 30 Minuten ausziehen lassen. Möglichst die Temperatur halten und immer wieder umrühren.
- Durch ein feines Sieb abfiltern und abkühlen lassen. Wenn das Öl unter 40 °C abgekühlt ist, rühren Sie die ätherischen Öle darunter und füllen die Mischung in Fläschchen ab.

Mindestens 12–14 Monate haltbar.

FICHTE

Es sind vor allem die jungen Frühlingstriebe der Fichte (*Picea abies*), die viel ätherisches Öl enthalten. Ernten Sie deshalb im Mai und Juni die Triebspitzen der Zweige. Daraus hergestellte Zubereitungen wirken nicht nur durchblutungsfördernd, sondern auch antibakteriell und schleimlösend. Die jungen Triebspitzen passen aber auch gut auf den Teller: Sie enthalten außergewöhnlich viel Vitamin C und schmecken frisch zitronig, mit einem harzigen Beigeschmack. Das Harz der Fichtenstämme wurde früher nicht nur zum Heilen, sondern auch als Ersatz für den teuren Weihrauch zum Räuchern genutzt.

HARZSALBE (PECHSALBE)

Für die Harzsalbe, die in Österreich Pechsalbe genannt wird, eignen sich die antiseptischen Baumharze von Lärche, Kiefer, Fichte und Tanne. Pharmakologisch wirken sie alle nahezu identisch. Bei Husten reibt man sich mit der schleimlösenden Salbe Brust und Rücken ein. Harzsalbe eignet sich aber auch für Massagen bei Muskelverspannungen oder bei Gelenkbeschwerden. Traditionell werden Pechsalben zudem bei kleinen Wunden und als sogenannte Zugsalben eingesetzt, die man zum „Herausziehen" von Splittern oder bei Furunkeln verwendete. Früher wurden Harzsalben traditionell in Schweineschmalz ausgezogen.

80 ml Oliven- oder Kokosöl
25 g Nadelbaumharz
7 g Bienenwachs
15 Tropfen äth. Latschenkieferöl oder äth. Fichtennadelöl

- Öl und Harz in ein Becherglas geben und im Wasserbad auf 65 °C erwärmen. Auf Temperatur halten und rühren.
- Nach 20 Minuten gießen Sie durch ein sehr feines Sieb ab, um eventuelle Verunreinigungen aus dem Harz zu entfernen.
- Das Harz-Öl-Gemisch wird nun zusammen mit dem Bienenwachs erwärmt (62 °C). Sobald das Wachs geschmolzen ist, nehmen Sie das Öl vom Herd.
- Wenn es unter 40 °C abgekühlt ist, rühren Sie das ätherische Öl unter und füllen alles in Salbendöschen ab. Diese erst verschließen, wenn die Salbe ausgekühlt und fest ist.

Mindestens 16 Monate haltbar.

Tipp Da Harze das Becherglas verkleben können, besser einen Behälter nehmen, der verunreinigt werden darf.

BAUMHARZ

Unsere heimischen Nadelbäume nutzen Harze zum Schutz. Wird der Baum verletzt, tritt aus den Harzkanälen ein klebriges Baumharz nach außen, das die Wunde verschließt, indem es aushärtet. So wird das Eindringen von Pilzen und Krankheitserregern verhindert. Bis ins 19. Jahrhundert gab es den Beruf des Harzers oder Pechsieders, der das Harz durch „künstlich" herbeigeführte Verletzungen an den Bäumen gewann.

DURCHATMEN-SALBE

Die kräftige Salbe wirkt schleimlösend und auswurffördernd. Sie löst den festsitzenden Schleim und erleichtert das Abhusten. Die Salbe wird sanft auf Brust und Rücken eingerieben. Kontakt mit Augen und Schleimhäuten ist zu vermeiden. Für Babys und Kleinkinder bis 2 Jahre ist dieses Produkt wegen des Eukalyptusöls nicht geeignet.

120 ml Olivenöl
10 g Fenchelfrüchte
6 g Thymianblätter, getrocknet
10 g Bienenwachs
10 g Lanolin anhydrid
15 Tropfen äth. Lavendelöl
15 Tropfen äth. Eukalyptusöl
10 Tropfen äth. Zirbelkieferöl

- Kräuter im Mörser zerkleinern und im Öl im Wasserbad bei ca. 60 °C für 2 Stunden ausziehen lassen. Vom Herd nehmen und noch 30 Minuten nachziehen lassen. Durch ein sehr feines Sieb abfiltern.
- Erwärmen Sie das Öl zusammen mit Wachs und Lanolin auf 62 °C, bis das Wachs geschmolzen ist. Danach vom Herd nehmen und unter Rühren abkühlen lassen. Sobald die Salbe unter 40 °C abgekühlt ist, können Sie die ätherischen Öle einrühren. Die Salbe wird nun in Döschen gefüllt und erst nach dem Abkühlen verschlossen.

Mindestens 1 Jahr haltbar.

Tipp Eine noch kräftigere Variante einer Erkältungssalbe finden Sie auf Seite 78: den berühmten Tigerbalsam.

EUKALYPTUSÖL

Der ursprünglich in Australien heimische Eukalyptusbaum (*Eucalyptus globulus*) benötigt sehr viel Wasser und wurde deshalb im 19. Jahrhundert im Mittelmeergebiet zur Trockenlegung von Sümpfen angepflanzt. Wegen der antibakteriellen und schleimlösenden Wirkung nutzt man das ätherische Öl seiner Blätter bei Atemwegserkrankungen, meist in Form von Einreibungen oder Inhalationen. Das cineolhaltige Eukalyptusöl ist auch hilfreich als Einreibung bei Muskelschmerzen und rheumatischen Beschwerden. Für Säuglinge und Kleinkinder ist es nicht geeignet – es kann zum sogenannten Kratschmer-Reflex (Glottiskrampf) kommen.

BRONCHIALÖL

Das wärmende Bronchialöl regt die Durchblutung an und erleichtert das Durchatmen. Man nutzt es sparsam zum Einreiben von Brust und Rücken, oder man gibt ca. 5 ml Öl auf ein angewärmtes Tuch und legt es über Nacht auf die Brust.

70 ml Sonnenblumenöl
30 g Kokosöl
10 ml Jojobaöl
8 g Thymianblätter, frisch
4 g Rosmarinblätter, frisch
4 g Lavendelblüten, frisch
2 g Fenchelfrüchte

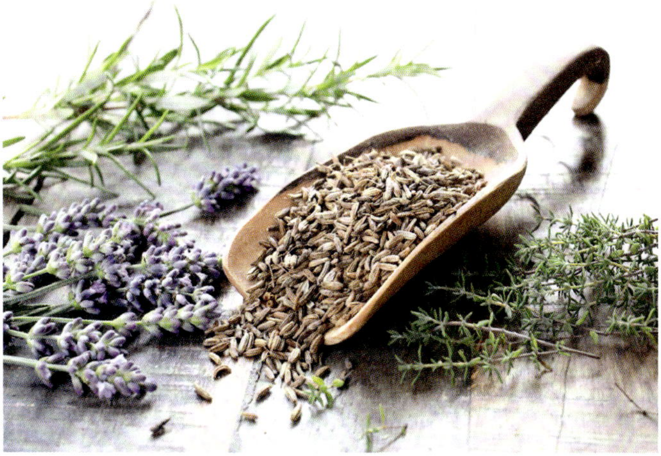

- Nach den Vorgaben des Grundrezeptes für Warmauszüge auf Seite 39f. legen Sie die kleingeschnittenen Kräuter zusammen mit dem gemörserten Fenchel in Öl und lassen sie darin 3–6 Tage ausziehen. Falls Sie keine frischen Kräuter zur Verfügung haben, können Sie die halbe Menge getrockneter Kräuter verwenden.
- Nach der Auszugszeit wird das Öl abgefiltert. Alternativ können Sie auch die Heißmethode anwenden (Seite 42).

Tipp Das Öl kann durch die Zugabe von 20 Tropfen ätherischem Öl (z. B. Eukalyptus, Cajeput, Thymian) in seiner Wirkung verstärkt werden. Dann ist es allerdings für Kinder unter 2 Jahren nicht geeignet.

THYMIAN

Der mediterrane Thymian (*Thymus vulgaris*) ist bekannt für seine antibakterielle, entkrampfende und auswurffördernde Wirkung. Deshalb ist er eine bewährte und beliebte Pflanze bei Bronchitis und Husten. Der kleine Lippenblütler wird schon seit Jahrhunderten bei Erkrankungen der Atemwege eingesetzt, was sich in einer alten Volksweisheit spiegelt: „Die nächste Grippe kommt bestimmt, doch nicht zu dem, der Thymian nimmt!“ Außerdem hat die Pflanze auch verdauungsfördernde Effekte und kann bei Magen- und Darmstörungen eingesetzt werden. Es gibt also genügend Gründe, sich dieses würzige Pflänzchen in den Kräutergarten zu holen.

ERKÄLTUNGSBALSAM

Der Erkältungsbalsam lindert die Beschwerden einer klassischen Erkältung. Er löst den festsitzenden Schleim und befreit die Atemwege. Der Balsam wird sanft auf Brust und Rücken einmassiert. Kontakt mit Augen und Schleimhäuten ist zu vermeiden. Für Babys und Kleinkinder bis 2 Jahre ist er nicht geeignet.

60 ml Bronchialöl (siehe Seite 69)
10 g Bienenwachs
20 g Kokosöl
20 g Sheabutter
15 Tropfen äth. Cajeputöl
5 Tropfen äth. Fichtennadelöl
5 Tropfen äth. Lavendelöl

- Bienenwachs und Bronchialöl in ein Becherglas geben. Im Wasserbad unter Rühren auf 62 °C erwärmen, bis das Wachs geschmolzen ist. Aus dem Wasserbad nehmen und während des Abkühlens weiterrühren.
- Wenn es auf 40 °C abgekühlt ist, werden Kokosöl und Sheabutter eingerührt und geschmolzen.
- Dann ätherisches Öl unterrühren und anschließend alles in Salbendöschen abfüllen. Abkühlen lassen und verschließen.

Innerhalb von 10–12 Monaten verbrauchen.

CAJEPUTÖL

Der Cajeputbaum (*Melaleuca leucadendron*), auch Myrtenheide genannt, ist ein naher Verwandter des bekannteren Teebaums *Melaleuca alternifolia*. Beide Bäume sind in Australien heimisch. Das aus den Blättern destillierte Cajeputöl duftet frisch eukalyptusartig. Es ist vielseitig wirksam: Schleimlösend, schmerzlindernd und antibakteriell, hilft es bei Erkältungen genauso wie bei Sportverletzungen und rheumatischen Schmerzen. Außerdem hat es pilzwidrige und entzündungshemmende Wirkung und kann somit bei Hautpilz und Hauterkrankungen zur Anwendung kommen. Cajeputöl wird sehr gut von Kindern vertragen.

HALSSCHMERZ-EINREIBUNG

Die Halsschmerz-Einreibung eignet sich zur Unterstützung bei der Heilung viral bedingter Entzündungen der oberen Atemwege, die mit Halsschmerzen und Schluckbeschwerden einhergehen. Es macht sich die entzündungshemmende und antiinfektiöse Heilwirkung verschiedener ätherischer Öle zunutze. Sie können es als Einreibung im Halsbereich einsetzen oder, noch besser, als Ölkompresse (Halswickel) anlegen (siehe Kasten). Bei Babys und Kleinkindern nicht anwenden.

30 ml Lavendelölmazerat (Seite 92)
20 g Kokosöl
5 Tropfen äth. Eukalyptusöl
5 Tropfen äth. Manukaöl
4 Tropfen äth. Lavendelöl
4 Tropfen äth. Cajeputöl

- Zunächst die fetten Öle zusammenmischen und im Wasserbad auf 30° C erwärmen.
- Dann die ätherischen Öle dazutropfen und das Gemisch gut durchschütteln.

Dunkel und kühl gelagert hält es mindestens 1 Jahr.

HALSWICKEL

Falten Sie ein angewärmtes Baumwolltuch auf ca. 10 x 10 cm und beträufeln Sie es mit 5 ml (ca. 100 Tropfen) Halsschmerz-Einreibung (im Wasserbad angewärmt). Nun das Tuch auf den Hals legen und mit einem Wollschal befestigen. Die wohltuende Kompresse sollte mindestens 30 Minuten angewendet werden.

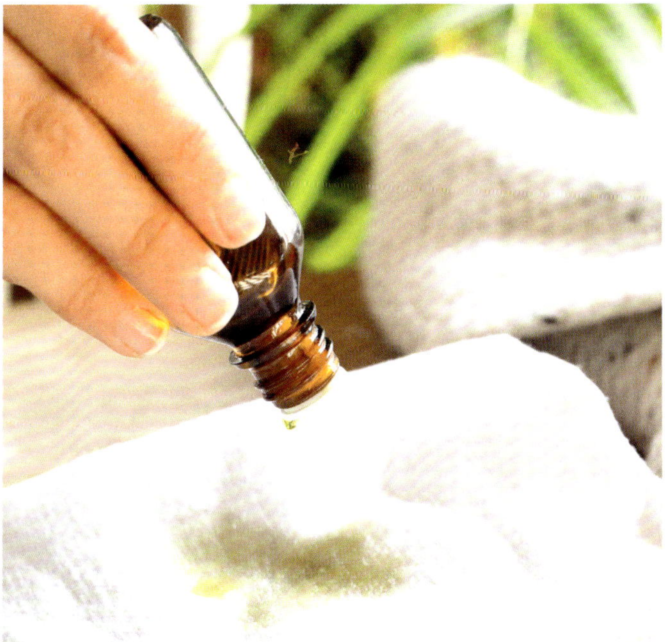

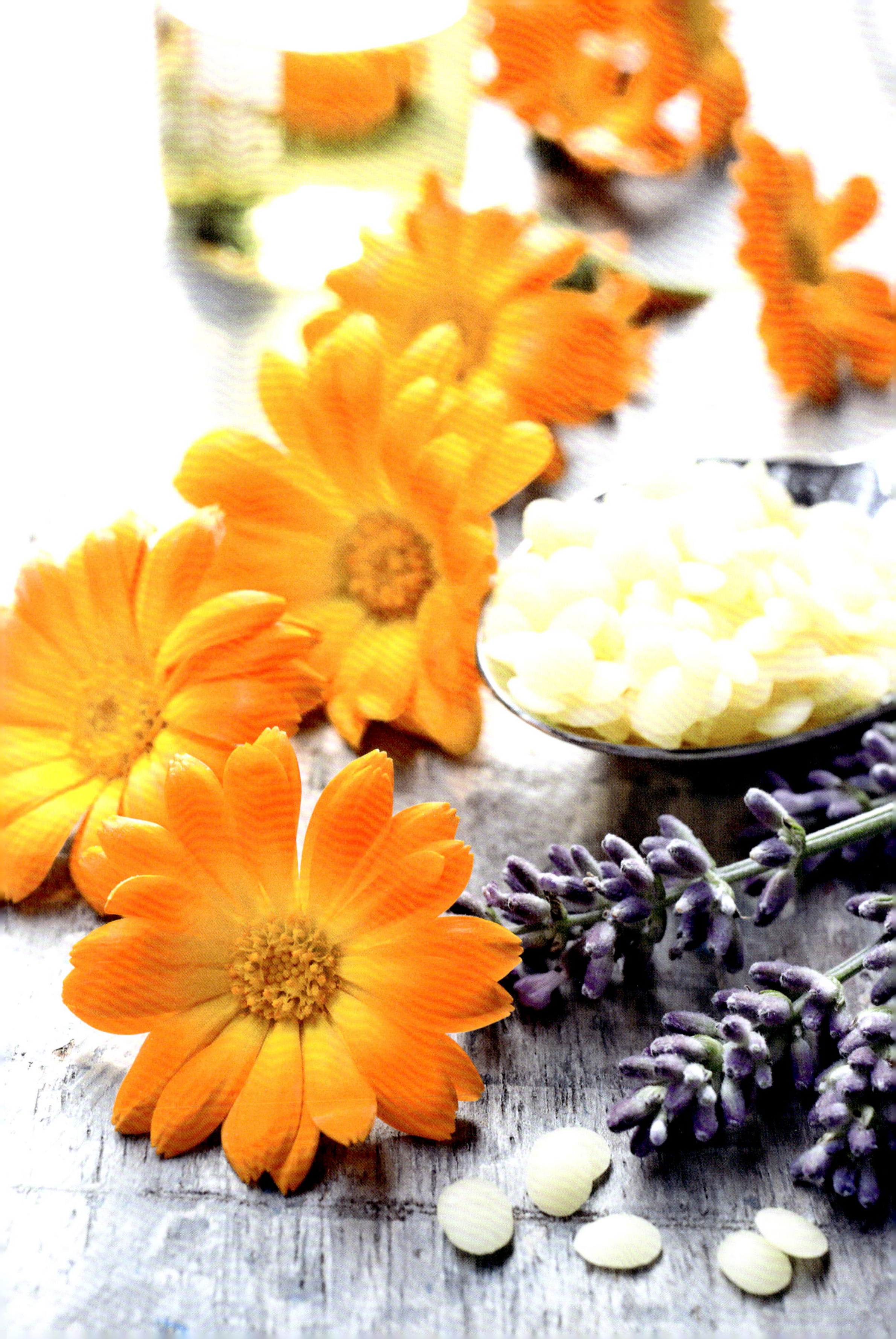

NASE-FREI-BALSAM

Der milde Nase-frei-Balsam schützt die entzündete, geschwollene oder trockene Nasenschleimhaut und fördert die Heilung. Bei verstopfter Nase können Sie auch Cajeputöl zufügen, das den Schleim löst und das Durchatmen erleichtert. Ganz dünn auf Naseneingang und Nasenschleimhäute auftragen.

90 ml Mandelöl
40 g Kokosöl
10 g Ringelblumenblüten, frisch
8 g Lavendelblüten, frisch
8 g Bienenwachs
5 Tropfen äth. Lavendelöl
1 Tropfen äth. Kamillenöl
optional: 4 Tropfen äth. Cajeputöl

- Nach den Vorgaben des Grundrezeptes für Warmauszüge auf Seite 39f. legen Sie die kleingeschnittenen Kräuter in das Öl und lassen sie darin 3–6 Tage ausziehen. Falls Sie keine frischen Kräuter zur Verfügung haben, können Sie die halbe Menge getrockneter Kräuter verwenden. Alternativ können Sie auch die Heißmethode anwenden (Seite 42).
- Das abgefilterte Ölmazerat wird nun im Wasserbad auf 62 °C erwärmt. Das Bienenwachs einschmelzen und unter Rühren abkühlen lassen.
- Wenn das Öl unter 35 °C abgekühlt ist, wird das ätherische Öl untergerührt, anschließend wird das Gemisch in Salbendöschen abgefüllt. Abkühlen lassen und verschließen.

Mindestens 10–12 Monate haltbar.

GEGEN SCHNUPFEN

Bei verschnupfter und entzündeter Nase können Dampfinhalationen mit Kamillentee sehr hilfreich sein. Auch Nasenspülungen mit einer physiologischen Kochsalzlösung unterstützen den Heilungsprozess. Lösen Sie dazu 1 TL Kochsalz in heißem Wasser (500 ml) auf und lassen Sie es auf Körpertemperatur abkühlen. Wenn eine Erkältung gerade im Anflug ist und die Nase zu kribbeln beginnt, können Sie eventuell noch mit heißen Fußbädern und schweißtreibenden Tees (Lindenblüte, Holunderblüte) gegensteuern.

MAJORAN-NASENBALSAM

Der milde Majoran-Nasenbalsam pflegt die entzündeten und trockenen Nasenschleimhäute sowie den Naseneingang. Falls bei stark verstopfter Nase das Durchatmen erleichtert werden soll, können Sie noch ätherische Öle beigeben, die den Schleim lösen, etwa Cajeputöl. Bei Kleinkindern wird der Balsam außen auf die Nasenflügel und am Naseneingang aufgetragen.

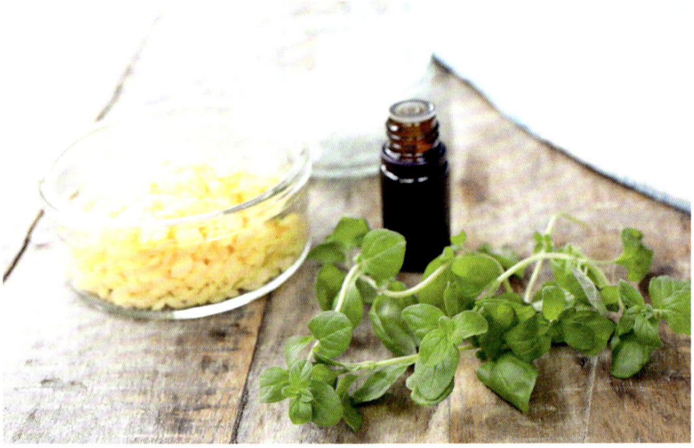

MAJORAN

Der Majoran (*Origanum majorana*) ist ein Lippenblütler und kommt ursprünglich aus Nordafrika. Die Pflanze wird nur noch selten als Arznei genutzt; als Küchengewürz ist das würzige Kraut wesentlich bekannter. Dabei hat Majoran als Heilpflanze eine lange Tradition. Zum einen galt er als krampflösend und schleimlösend, weshalb er bei Appetitlosigkeit, Verdauungsstörungen und Husten Anwendung fand. Zum anderen setzte man Majoran gerne bei Erkältungskrankheiten ein, vor allem in Schnupfensalben für Kinder, aber auch als Bäuchleinsalbe bei Blähungen.

60 ml Mandelöl
30 g Kokosöl
8 g Majoran, getrocknet
6 g Bienenwachs
6 g Lanolin anhydrid
20 g Sheabutter
4 Tropfen äth. Lavendelöl
optional: 4 Tropfen äth. Cajeputöl

- Majoran zerkleinern und zusammen mit Mandel- und Kokosöl im Wasserbad bei 60 °C für 2 Stunden ausziehen lassen. Vom Herd nehmen und noch 30 Minuten ziehen lassen. Durch ein sehr feines Sieb abfiltern.
- Das Öl zusammen mit Wachs und Lanolin auf 62 °C erwärmen, bis das Wachs geschmolzen ist. Vom Herd nehmen und unter Rühren abkühlen lassen.
- Wenn die Temperatur von 40 °C erreicht ist, können Sie die Sheabutter und das ätherische Öl einrühren. Die Salbe wird nun in Döschen gefüllt und erst nach dem Abkühlen verschlossen.

Mindestens 10 Monate haltbar.

OHRENTROPFEN

Die durchwärmenden Ohrentropfen beruhigen und lindern den Schmerz bei einer Ohrenentzündung. Geben Sie bei Bedarf mehrmals täglich 1 Tropfen körperwarmes Öl ins Ohr. Sie können alternativ auch 2 Tropfen auf Watte träufeln und diese im Gehörgang platzieren.

10 ml Ölmazerat aus Kamillenblüten auf Erdnussölbasis (siehe Seite 88)
2 Tropfen äth. Lavendelöl
1 Tropfen äth. Cajeputöl

- Tropfen Sie das ätherische Öl in das Ölmazerat und mischen Sie alles gut durch.
- In ein kleines braunes Pipettenfläschchen füllen, um das Öl bei Bedarf gut dosieren zu können.

Die Ohrentropfen sind 1 Jahr haltbar.

Tipp Auf Seite 98 finden Sie mit dem Königskerzen-Ölmazerat ein weiteres Produkt, das sich für die Anwendung als Ohrentropfen eignet.

OHRENSCHMERZEN

Schmerzen im Ohr entstehen meist durch Entzündung und Schwellung der Schleimhäute des Gehörgangs oder des Mittelohrs. Oft treten die Schmerzen in Zusammenhang mit einer Erkältung (Schnupfen) auf. Kinder sind besonders häufig betroffen. Meist lassen sich Entzündungen des Mittelohrs mit Hausmitteln lindern. Dazu gehören beispielsweise Wärmekissen und Zwiebelsäckchen. Für ein entzündungshemmendes Zwiebelsäckchen werden frische Zwiebeln kleingehackt und in ein Tuch eingeschlagen. Das Säckchen erwärmen Sie am besten über Wasserdampf oder zwischen zwei Wärmflaschen. Dann wird das Säckchen auf das Ohr gelegt und fixiert.

Heilsames für die Harnwege

BLASENEINREIBUNG

Die Blaseneinreibung eignet sich zur Unterstützung der Behandlung bei Harnwegsinfekten. Sie macht sich die kräftige Heilwirkung des Zitroneneukalyptusöls zunutze: Das ätherische Öl wirkt entzündungshemmend, durchwärmend, krampflösend und schmerzlindernd. Sie können es angewärmt als Einreibung in der Blasenregion nutzen oder, noch besser, als Ölkompresse auflegen (siehe Kasten). Bei Kleinkindern sollten Sie die Menge des ätherischen Öls um die Hälfte reduzieren.

30 ml Olivenöl
30 ml Sesamöl
10 Tropfen äth. Zitroneneukalyptusöl
8 Tropfen äth. Cajeputöl
6 Tropfen äth. Manukaöl
4 Tropfen äth. Lavendelöl

- Zunächst die fetten Öle zusammenmischen. Dann tröpfeln Sie die ätherischen Öle dazu und schütteln alles gut durch.

Kühl und dunkel gelagert hält sich das Gemisch mindestens 1 Jahr.

ÖLKOMPRESSE

Falten Sie ein angewärmtes Baumwolltuch auf ca. 10 x 10 cm und beträufeln Sie es mit 1 EL Blaseneinreibung, die Sie zuvor im Wasserbad etwas erwärmt haben. Nun das getränkte Tuch auf die Blasenregion legen und mit einem Zwischen- oder Wolltuch bedecken. Darauf eventuell noch eine nicht zu heiße Wärmeflasche legen. Die wohltuende Kompresse sollte mindestens 30 Minuten angewendet werden.

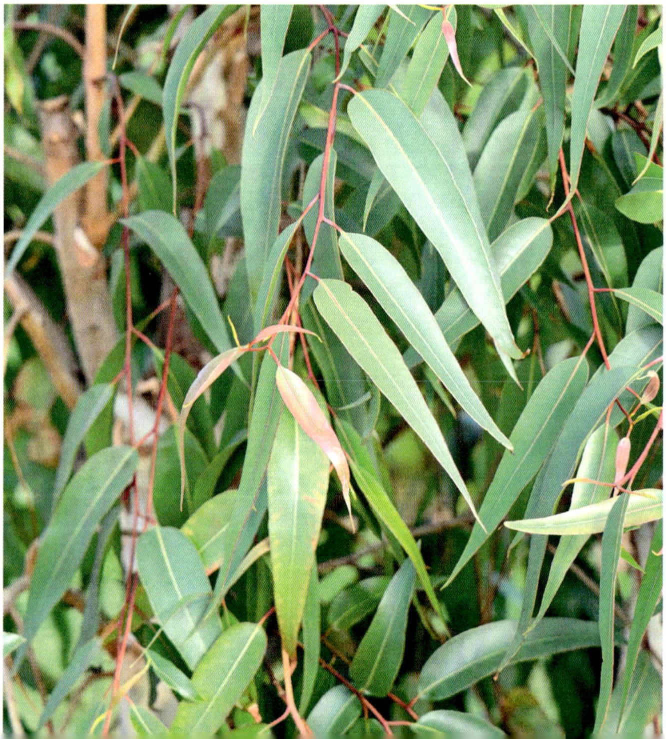

Das ätherische Öl des milden Zitroneneukalyptus ist ein wichtiger Bestandteil der Blaseneinreibung.

ÖL FÜR DIE HARNWEGE

Dieses Produkt kann die Abheilung einer Harnwegsentzündung unterstützen. Die enthaltenen ätherischen Öle wirken stark entzündungshemmend, schmerzlindernd und antibakteriell. Wärmen Sie das Öl an und massieren Sie damit mehrmals täglich sanft die Blasenregion oder legen Sie es als Ölkompresse auf (siehe Seite 76). Die Anwendung ist nicht für Kinder unter 2 Jahren geeignet.

60 ml Johanniskraut-Lavendel-Öl (Seite 93)
14 Tropfen äth. Eukalyptusöl
12 Tropfen äth. Schafgarbenöl
10 Tropfen äth. Teebaumöl
8 Tropfen äth. Wacholderbeeröl
8 Tropfen äth. Sandelholzöl

- Tröpfeln Sie die ätherischen Öle in das Johanniskraut-Lavendel-Öl und schütteln Sie das Ganze gut durch.

Kühl und dunkel gelagert hält das Öl mindestens 1 Jahr.

VIEL TRINKEN UND WARME FÜSSE!

Damit die Durchspülung der Harnwege gut funktioniert, sollten Sie mindestens 2 l Flüssigkeit pro Tag trinken. Möglich sind Wasser,
Tee oder verdünnte Obstsäfte. Besonders geeignet ist Goldrutentee, da er sowohl harntreibend als auch harnwegsdesinfizierend wirkt.
Sorgen Sie außerdem für warme Füße! Kalte Füße können die Abwehr schwächen, weil die Durchblutung in der Harnwegsregion reflektorisch verringert wird. Dadurch wird eine Harnwegsentzündung begünstigt. Sehr hilfreich sind „ansteigende“ Fußbäder, bei denen die Temperatur innerhalb von 15 Minuten von 33 auf 40 °C erhöht wird.

Wenn Muskeln und Gelenke schmerzen

BALSAM FÜR DEN TIGER

Im Jahr 1870 entwickelte ein Drogist in der Stadt Rangoon (Myanmar, früher Burma) eine Salbe, die unter dem Namen „Tigerbalsam“ berühmt wurde. Man verwendet sie vor allem bei Gelenk- und Muskelschmerzen, Verspannungen, Erkältungskrankheiten und Kopfschmerzen. Der Balsam enthält sehr viele ätherische Öle, weshalb er nicht mit Schleimhäuten in Kontakt kommen darf und bei Säuglingen und Kleinkindern nicht angewendet wird. Die ätherischen Öle wirken stark reizend und durchblutungsfördernd. Das vorliegende Rezept ist eine etwas schwächere Variante des Originals. Trotzdem treibt es dem Tiger vermutlich Tränen in die Augen.

20 ml Sesamöl
15 g Kokosöl
6 g Chilischoten, getrocknet
3 g Bienenwachs
35 Tropfen äth. Cajeputöl
30 Tropfen äth. Kampferöl
30 Tropfen äth. Pfefferminzöl
20 Tropfen äth. Eukalyptusöl
5 Tropfen äth. Nelkenöl

- Chilischoten im Mörser zerkleinern und zusammen mit dem Sesamöl und dem Kokosöl im Wasserbad bei 60 °C für 50 Minuten ausziehen lassen. Durch ein sehr feines Sieb abfiltern. Dieses Chiliöl dann zusammen mit Wachs auf 62 °C erwärmen, bis das Wachs geschmolzen ist.
- Vom Herd nehmen und unter Rühren abkühlen lassen. Wenn die Temperatur unter 40 °C fällt, können die ätherischen Öle eingerührt werden.
- Der Balsam wird nun in Döschen gefüllt und erst nach dem Erkalten verschlossen. Sparsam auftragen und danach unbedingt Hände waschen und nicht in die Augen fassen.

Der Balsam ist 14 Monate haltbar.

KAMPFERÖL

Der Kampferbaum (*Cinnamomum camphora*) ist mit dem Zimtbaum verwandt. Aus seinem Holz wird das Kampferöl destilliert. Dieses ätherische Öl wirkt anregend auf den Kreislauf, krampflösend auf die Bronchien und durchblutungsfördernd auf der Haut. Deshalb sind die Hauptanwendungsgebiete Herz-Kreislauf-Beschwerden, Atemwegserkrankungen und rheumatische Schmerzen. Für Säuglinge und Kleinkinder ist das stark reizende Kampferöl nicht geeignet.

SCHMERZÖL

Das Schmerzöl kombiniert erwärmende, durchblutungsfördernde und schmerzstillende Heilpflanzen. Es eignet sich deshalb wunderbar als Massageöl bei Muskelverspannungen und Muskelschmerzen sowie bei Arthrose und Gelenkschmerzen.

60 g Kokosöl
60 ml Olivenöl
8 g Ingwer, frisch
4 g Wacholderbeeren
4 g Indisches Weihrauchharz
2 g Pfeffer
2 g Chilischoten, getrocknet
10 Tropfen äth. Wintergrünöl
8 Tropfen äth. Rosmarinöl
7 Tropfen äth. Cajeputöl

- Kokosöl und Olivenöl im Wasserbad auf 60 °C erwärmen. Ingwer fein reiben und Wacholder, Weihrauch, Pfeffer und Chili im Mörser zerkleinern.
- Die Heilpflanzen in das Öl geben und nach den Vorgaben des Grundrezeptes für Heißauszüge (Seite 42) 2 Stunden auf Temperatur halten.
- Anschließend durch ein feines Sieb abfiltern und auf 40 °C abkühlen lassen. Ätherische Öle einrühren.
- In kleine Fläschchen füllen und dunkel aufbewahren.

Mindestens 14 Monate haltbar.

Tipp Sie können das Olivenöl durch Johanniskraut Lavendel Öl (siehe Seite 93) ersetzen, das allein schon durchblutungsfördernd und schmerzlindernd wirkt.

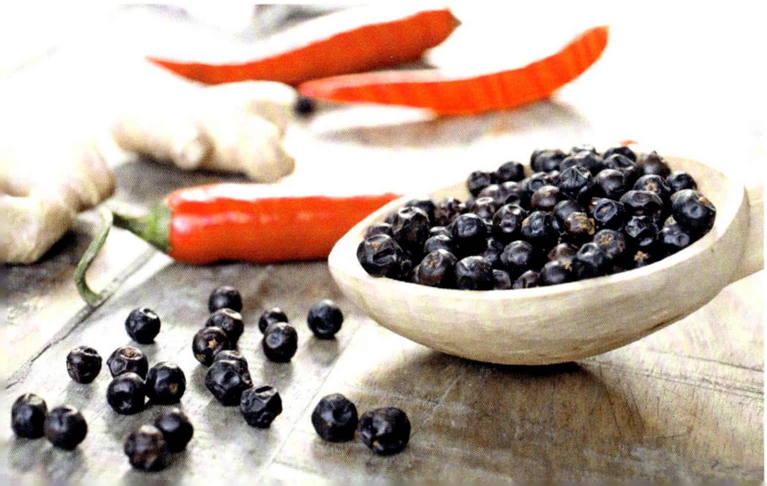

WINTERGRÜNÖL

Das intensiv duftende ätherische Öl der kleinen Wintergrünpflanze (*Gaultheria procumbens*) gilt als „natürliches Aspirin", denn es wirkt stark schmerzstillend, entzündungshemmend, krampflösend und muskelentspannend. Deshalb wird es gerne Massageölen beigegeben, die für schmerzende Muskeln und Gelenke gedacht sind. Allerdings sollten Schwangere und Kinder unter 6 Jahren dieses Öl nicht verwenden. Verantwortlich für die gute Wirkung ist der im Öl enthaltene Stoff Methylsalicylat.

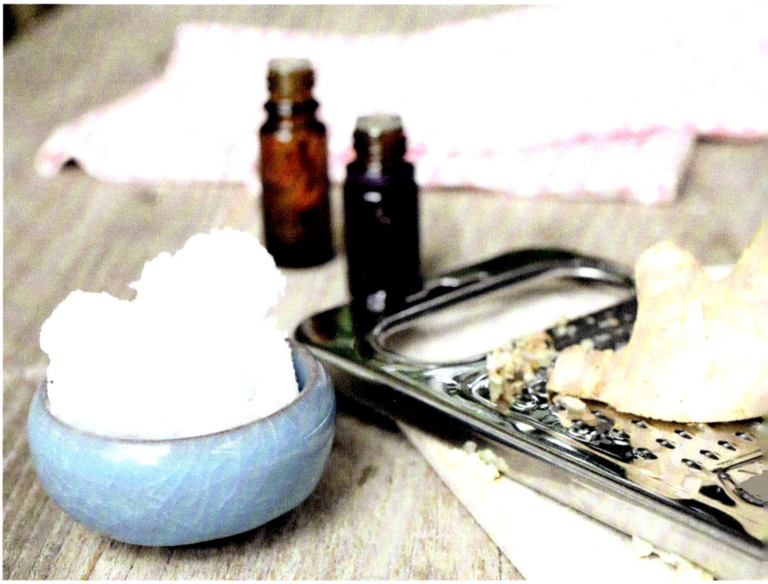

INGWERSALBE

Die durchblutungsfördernde Ingwersalbe ist eine hilfreiche Einreibung bei Rückenschmerzen, Gelenkschmerzen und Muskelverspannungen. Die ätherischen Öle von Wacholder und Kampfer verstärken die durchwärmende Wirkung. Die Salbe hilft auch wunderbar gegen kalte Füße.

110 g Kokosöl
25 g Ingwer, frisch
10 Tropfen äth. Wacholderbeeröl
5 Tropfen äth. Kampferöl

- Das Kokosöl im Wasserbad auf 55 °C erwärmen. Den Ingwer fein reiben und in das Öl geben. Halten Sie das Mazerat 2 Stunden auf Temperatur.
- Anschließend durch ein feines Sieb abfiltern und auf 40 °C abkühlen lassen.
- Wacholderbeeröl und Kampferöl einrühren und anschließend das Gemisch in kleine Döschen füllen.

Die Salbe ist mindestens 14 Monate haltbar.

Tipp Sie können die Ingwersalbe auch als Ingweröl herstellen, indem Sie das feste Kokosöl durch Rapsöl ersetzen.

INGWER

Die tropische Ingwerpflanze (*Zingiber officinale*) ist mehr als nur ein Gewürz. Die scharf schmeckenden Inhaltsstoffe des frischen Wurzelstocks haben zahlreiche gesundheitsfördernde Wirkungen: Ingwer regt innerlich die Verdauungssäfte an, fördert den Appetit, wirkt entblähend und brechreizlindernd. Wegen seiner durchblutungsfördernden, entzündungshemmenden und erwärmenden Eigenschaften wird er äußerlich eingesetzt bei Muskelverspannungen und Gelenkschmerzen. Frischer Ingwer eignet sich auch sehr gut für einen Erkältungstee. Er wärmt von innen heraus und stärkt das Immunsystem. Kombinieren Sie dabei Ingwer mit Zitronensaft und Honig.

MUSKELÖL

Das durchblutungsfördernde Muskelöl durchwärmt die Muskulatur und wirkt wohltuend und entspannend bei Muskelbeschwerden und Verspannungen. Es ist somit ein ideales Massageöl vor und nach sportlicher Betätigung, um Muskelschmerzen vorzubeugen und um verhärtete Muskeln zu lockern. Es kann auch bei Zerrungen, Verstauchungen und Prellungen eingesetzt werden, allerdings erst nach der ersten Heilungsphase (2 Tage). Bis dahin helfen kühlende Umschläge.

60 ml Arnikaöl (siehe Seite 85)
40 ml Johanniskraut-Lavendel-Öl (siehe Seite 93)
12 Tropfen äth. Wacholderbeeröl
10 Tropfen äth. Rosmarinöl
8 Tropfen äth. Pfefferminzöl
8 Tropfen äth. Latschenkieferöl

- Mischen Sie alle Zutaten zusammen und schütteln es gut durch.
- In dunkle Fläschchen füllen und kühl aufbewahren.

Das Muskelöl ist mindestens 1 Jahr haltbar.

Tipp Das Öl zieht besonders gut ein, wenn Sie es nach dem Duschen in die feuchte Haut einmassieren.

ARNIKA

Die gelben Blüten der Arnika (*Arnica montana*) werden gerne in Form von Öl, Salben oder Gel zur äußerlichen Anwendung eingesetzt. Sie wirken zuverlässig entzündungshemmend, schmerzlindernd und durchblutungsfördernd. Deshalb nutzt man die Gebirgspflanze bei rheumatischen Muskel- und Gelenkschmerzen sowie zur Behandlung von Prellungen, Quetschungen und Zerrungen. Besteht eine Überempfindlichkeit (selten), dann können Anwendungen mit Arnika Hautreaktionen (Bläschenbildung) hervorrufen. Testen Sie einfach vorab in der Ellenbogenbeuge: Taucht nach 30 Minuten eine Rötung oder Schwellung auf, sollten Sie das Öl nicht anwenden. Innerlich darf Arnika nicht angewendet werden, da es zu Herzrhythmusstörungen kommen kann.

BEINWELLSALBE

Die schmerzlindernde und entzündungshemmende Beinwellsalbe wird bei Prellungen, Zerrungen und Verstauchungen eingesetzt. Ihre heilsamen Kräfte kommen zudem bei Knochenbrüchen, Muskelschmerzen, Sehnenscheidenentzündung und rheumatischen Gelenkerkrankungen zur Anwendung. Die Salbe wird entweder einmassiert oder als Salbenverband angelegt. Wegen der im Beinwell enthaltenen Pyrrolizidinalkaloide sollten Sie die Anwendungsdauer auf 4–6 Wochen begrenzen.

120 ml Olivenöl oder alternativ Johanniskraut-Lavendel-Öl (siehe Seite 93)
30 g Beinwellwurzeln, frisch
10 g Bienenwachs
8 g Lanolin anhydrid
8 ml Beinwelltinktur 40 % vol (160 Tropfen; falls Sie die Tinktur selbst herstellen wollen, beachten Sie die Hinweise auf Seite 57f.)

- Zunächst stellen Sie das Ölmazerat her: Lassen Sie die kleingeschnittenen Beinwellwurzeln 1 Stunde lang bei 60 °C im Öl ausziehen (Vorgehensweise siehe Seite 42). Vom Herd nehmen und nochmals 1 Stunde ziehen lassen. Anschließend abfiltern.
- Geben Sie dann Bienenwachs und Lanolin ins Öl und erwärmen es nochmals auf 62 °C, bis das Wachs schmilzt. Nehmen Sie den Topf vom Herd und lassen Sie das Öl unter Rühren auf unter 40 °C abkühlen.
- Dann wird die Beinwelltinktur eingerührt. Es ist vorteilhaft, wenn die Tinktur zuvor ebenfalls auf 35 °C erwärmt wurde.
- Danach in Salbendöschen füllen, abkühlen lassen und verschließen.

Mindestens 1 Jahr haltbar.

BEINWELL

Der Beinwell (*Symphytum officinale*), auch Wallwurz genannt, ist eine alte Heilpflanze, die traditionell bei Knochenbrüchen zur Anwendung kam. Das schlug sich auch im Namen nieder: Bein ist ein altes Wort für Knochen und „wallen" bedeutete „zusammenheilen". Die entzündungshemmenden und granulationsfördernden Wirkstoffe (z. B. Allantoin) lagern vor allem in der Wurzel. Leider enthält die Wurzel auch Pyrrolizidinalkaloide. Diese leberschädigenden Alkaloide werden aber über die Haut kaum resorbiert – Salben stellen also kein Problem dar.

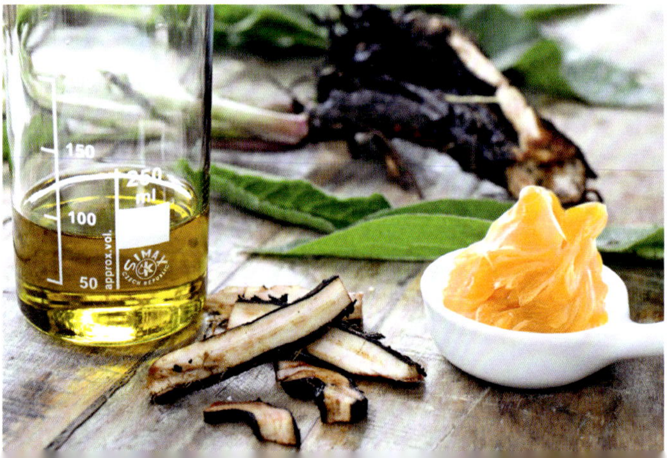

SPORTBALSAM

Der Sportbalsam enthält vor allem die entzündungshemmende Beinwellwurzel. Er ist hilfreich bei Sportverletzungen wie Zerrungen und Verstauchungen. Sie können ihn aber auch bei Massagen von überlasteter Muskulatur nach körperlicher Anstrengung einsetzen.

60 ml Olivenöl
60 g Kokosöl
25 g Beinwellwurzeln, frisch
6 g Weihrauchharz
10 g Bienenwachs
8 g Lanolin anhydrid
8 ml Arnikatinktur 70 % vol (160 Tropfen; falls Sie die Tinktur selbst herstellen wollen, beachten Sie die Hinweise auf Seite 57f.)
10 Tropfen äth. Rosmarinöl
10 Tropfen äth. Zitronenöl
5 Tropfen äth. Cajeputöl

- Lassen Sie die fein geschnittenen Beinwellwurzeln sowie den im Mörser zerkleinerten Weihrauch nach den Vorgaben des Grundrezeptes für Heißauszüge (Seite 42) in Olivenöl und Kokosöl ausziehen. Etwa 1 Stunde lang die Temperatur von 65 °C halten und dabei immer wieder umrühren. Vom Herd nehmen und nochmals 1 Stunde ziehen lassen.
- Anschließend wird das Öl abgesiebt und mit Bienenwachs und Lanolin nochmals auf 62 °C erwärmt, damit das Wachs schmilzt. Nun nehmen Sie den Topf vom Herd und lassen das Öl unter Rühren auf 40 °C abkühlen.
- Dann werden die Arnikatinktur und das ätherische Öl eingerührt. Es ist vorteilhaft, wenn Sie die Tinktur vor dem Einrühren auf 40 °C erwärmen.
- Danach in Salbendöschen füllen, abkühlen lassen und verschließen.

Bei kühler Lagerung mindestens 1 Jahr haltbar.

WEIHRAUCH

Weihrauch ist das Harz verschiedener Weihrauchbäume (*Boswellia sp.*). Es hat in der indischen und arabischen Medizin eine jahrtausendealte Tradition. Arzneilich wird meist nur der Indische Weihrauch (*Olibanum indicum*) eingesetzt. Zur Gewinnung des Harzes werden die Stämme der Bäume angeschnitten. Die Inhaltsstoffe des Weihrauchharzes wirken entzündungshemmend, schmerzstillend und antibakteriell. Sie passen somit sehr gut in einen Balsam, der bei Sportverletzungen eingesetzt wird.

Weihrauchpräparate können auch innerlich zur Anwendung kommen, z. B. bei entzündlichen Darmerkrankungen und rheumatischen Erkrankungen.

WEIHRAUCHBALSAM

Weihrauch ist für seine entzündungshemmende und schmerzstillende Wirkung bekannt. Nutzen Sie den Weihrauchbalsam also vor allem bei schmerzenden Gelenken. Auch bei Hautreizungen und Hauterkrankungen wie Schuppenflechte kann er Linderung bringen.

20 g Weihrauch
65 ml Mandelöl
8 g Bienenwachs
45 g Sheabutter
10 Tropfen äth. Rosmarinöl
7 ml Weihrauchtinktur 70 % vol (140 Tropfen; falls Sie die Tinktur selbst herstellen wollen, beachten Sie die Hinweise auf Seite 57f.)

- Zunächst stellen Sie einen Ölauszug aus Weihrauchharz her (Vorgehensweise siehe Seite 42): Den Weihrauch im Mörser oder Mixer pulverisieren. Das geht am besten, wenn das Harz vorher gefrostet wird. Lassen Sie das Weihrauchpulver 30 Minuten lang bei 65 °C im Mandelöl ausziehen. Dann das Mazerat durch ein sehr feines Sieb abfiltern.
- Dann geben Sie das Bienenwachs und 55 ml Weihrauch-Mazerat in ein Becherglas. Im Wasserbad unter Rühren auf 62 °C erwärmen, bis das Wachs geschmolzen ist. Aus dem Wasserbad nehmen und abkühlen lassen.
- Wenn der cremige Balsam auf 40 °C abgekühlt ist, wird die Sheabutter eingerührt und geschmolzen. Dann können Sie das ätherische Öl und die Tinktur unterrühren. Es ist vorteilhaft, wenn die Tinktur vor dem Einrühren auf 40 °C erwärmt wurde.
- Den fertigen Balsam in Salbendöschen abfüllen und abkühlen lassen. Erst dann mit dem Deckel verschließen.

Mindestens 10–12 Monate haltbar.

WEIHRAUCH ZUM RÄUCHERN

Das Harz der Weihrauchbäume (*Boswellia sp.*) wird seit Jahrtausenden nicht nur in der Medizin, sondern auch für religiöse oder kultische Zwecke eingesetzt. In allen alten Hochkulturen nutzte man ihn für Räucherungen zu Ehren der Götter. Noch heute spielt das kostbare Harz in der katholischen und in der orthodoxen Liturgie eine wichtige Rolle.

ARNIKAÖL

Das entzündungshemmende Arnikaöl hat eine große Bandbreite an Heilwirkungen: Man nimmt es bei stumpfen Verletzungen wie Prellungen, Quetschungen und Verstauchungen, aber auch bei Muskelverspannungen und Muskelkater. Außerdem hilft es bei Gelenkschmerzen und rheumatischen Beschwerden. Sportler nutzen das durchblutungsfördernde Öl gerne, um Muskelschmerzen vorzubeugen. Zudem dient es als Basisöl für die Herstellung von Salben und Cremes (siehe Muskelöl, Seite 81).

100 ml Oliven- oder Rapsöl
8 g getrocknete oder 16 g frische Arnikablüten

- Nach den Vorgaben des Grundrezeptes für Warmauszüge auf Seite 39f. legen Sie die zerkleinerten Blüten in Öl ein und lassen sie 3–6 Tage in einem dunklen Behälter ausziehen.
- Nach der Auszugszeit wird das Öl abgefiltert. Möglichst in dunklen Flaschen (Braunglas, Violettglas) aufbewahren.

Das Öl ist mindestens 1 Jahr haltbar.

ARNIKA ANBAUEN

Da Arnika (*Arnica montana*) in den meisten Gegenden unter Naturschutz steht und deshalb nicht gesammelt werden darf, lohnt es sich, die hübsche, empfindliche Bergpflanze in den eigenen Garten zu holen. Sie sollten sie aber unbedingt in nährstoffarme und saure Erde (pH-Wert 5,5) pflanzen, sonst verschwindet sie recht schnell wieder. Richten Sie also mit Spezialerde ein „saures" Beet her. Wer keinen Garten hat, kann für den Ölauszug problemlos getrocknete Blüten kaufen.

Wegen der starken Reizwirkung wird Arnikaöl nicht auf geschädigter Haut angewendet.

Arnika ist eine der Heilpflanzen schlechthin bei stumpfen Verletzungen.

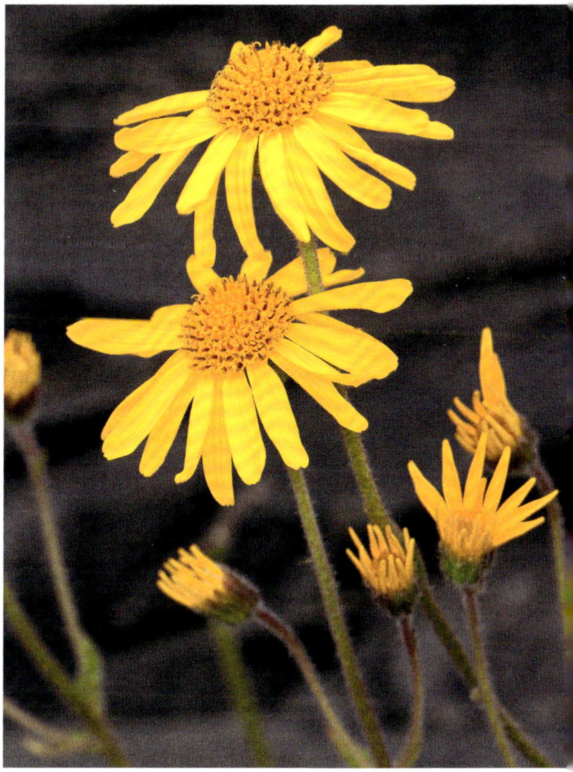

CHILI-MASSAGEÖL

Das durchblutungsfördernde, schmerzlindernde und wärmende Chili-Massageöl eignet sich ideal bei Muskelverspannungen und Muskelschmerzen. Auf geschädigte oder gereizte Haut darf es allerdings nicht aufgebracht werden. Außerdem sollten Sie unbedingt darauf achten, dass es nicht in die Augen oder an Schleimhäute gelangt.

100 ml Olivenöl
24 g frische oder 12 g getrocknete Chilischoten
5 g Wacholderbeeren

- Zunächst stellen Sie einen Ölauszug aus zerkleinerten Chilis und im Mörser zerstoßenen Wacholderbeeren her: Lassen Sie die Pflanzenteile 2 Stunden lang bei 60 °C im Öl ausziehen (Vorgehensweise siehe Seite 42).

Tipp Sie können dieses scharfe Öl auch in der Küche verwenden, indem Sie damit beispielsweise Salatdressings oder Nudelgerichte sparsam würzen.

CHILI

Die scharf schmeckenden Früchte verschiedener *Capsicum*-Arten (*Capsicum sp.*) werden als Chili bezeichnet. Es gibt viele Hundert Chilisorten in unterschiedlichsten Größen, Formen und Schärfegraden. Medizinisch genutzt werden sie vor allem wegen des Scharfstoffes Capsaicin, der die Haut rötet und ein Wärmegefühl hinterlässt. Das Capsaicin mindert bei den Nervenfasern auch das Schmerzempfinden: Die Schmerzsignale werden nicht zum Gehirn übermittelt.

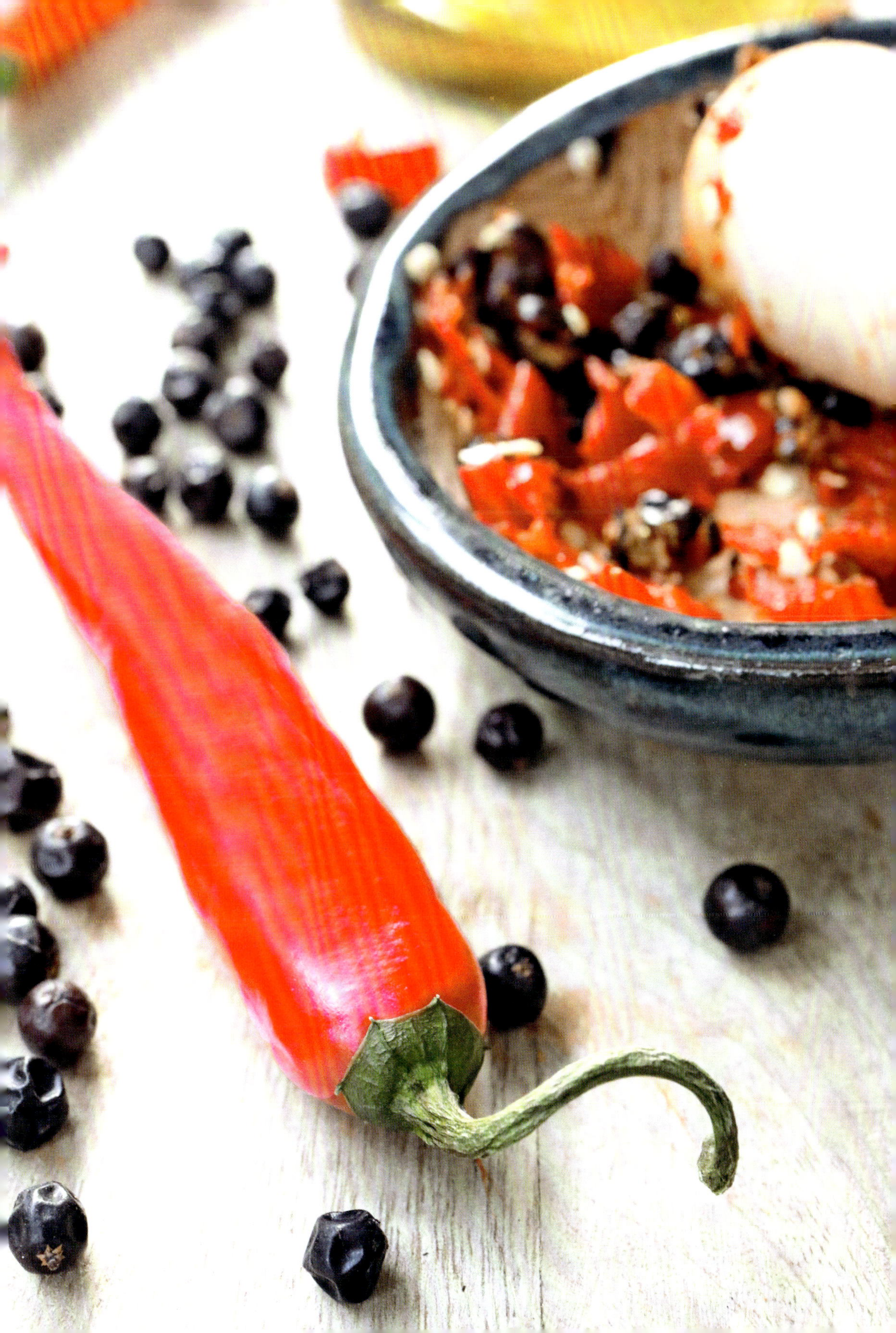

Heilsames für Haut und Wunden

KAMILLEN-ÖLMAZERAT

Das antibakteriell wirksame Kamillenöl hat wundheilende und entzündungshemmende Eigenschaften. Es ist ein hervorragendes Mittel bei kleinen oberflächlichen Wunden und gereizter Haut. Außerdem dient es als Basisöl für die Herstellung von Salben und Cremes (siehe Kamillencreme, Seite 89, und Heilöl, Seite 108).

100 ml Oliven-, Raps- oder Erdnussöl
8 g getrocknete oder 16 g frische Kamillenblüten
optional: 5 Tropfen äth. Kamillenöl

- Nach den Vorgaben des Grundrezeptes für Warmauszüge auf Seite 39f. legen Sie die zerkleinerten Blüten in Öl und lassen sie darin 3–6 Tage in einem dunklen Behälter ausziehen. Nach der Auszugszeit wird das Öl abgefiltert.
- Nun können Sie, falls gewünscht, das ätherische Kamillenöl zur Wirkverstärkung zufügen. Möglichst in dunkle Flaschen (Braunglas, Violettglas) abfüllen.

So hält sich das Öl mindestens 10–12 Monate.

Tipp Nach diesem Rezept können Sie auch ein Gänseblümchenöl herstellen. Die Blüten des kleinen Korbblütlers wirken ebenfalls wundheilend und entzündungshemmend. Allerdings ist die Wirkung etwas schwächer und die Haltbarkeit etwas kürzer als im Fall der Kamille.

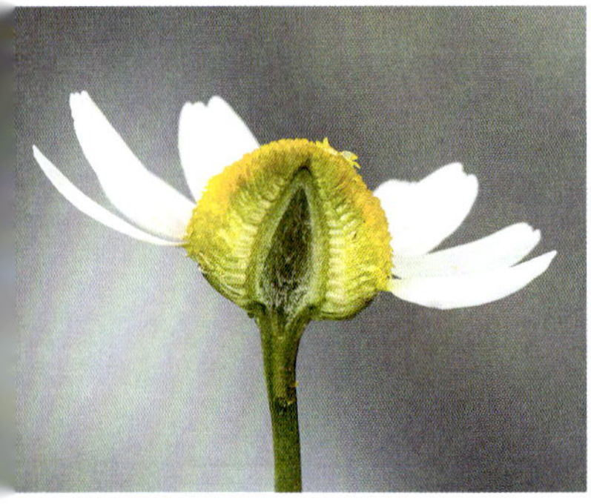

Die Echte Kamille hat einen länglichen Hohlraum im Blütenköpfchen.

ECHTE KAMILLE SAMMELN

Kamille (*Matricaria recutita*) war bei unseren Großmüttern das beliebteste pflanzliche Heilmittel, weshalb sie immer einen Vorrat an selbst gesammelter Kamille im Haus hatten. Sie wächst häufig an Wegrändern und auf Äckern. Damit Sie nicht versehentlich die Geruchlose Kamille oder die Hundskamille sammeln, machen Sie folgenden Test: Schneiden Sie ein Blütenköpfchen senkrecht durch. Ist der Blütenboden hohl, dann ist es die Echte Kamille. Ist er mit Mark gefüllt, dann haben Sie leider eine Verwechslungsart gefunden.

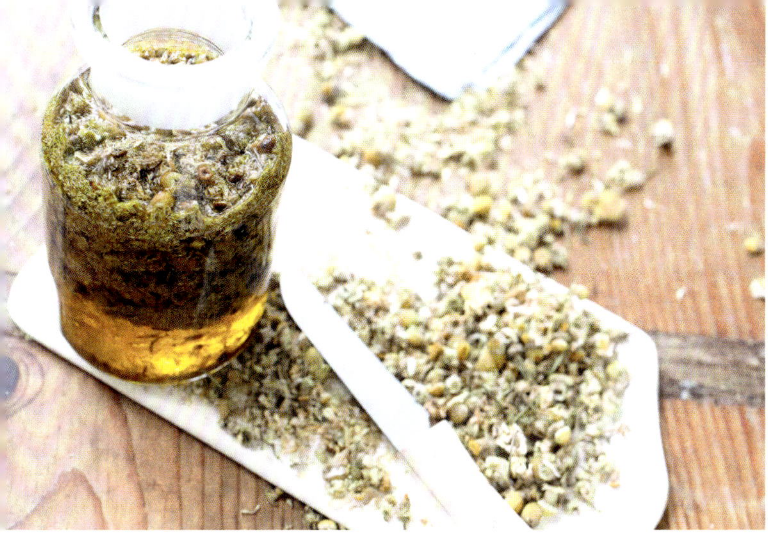

KAMILLENCREME

Die Kamillencreme hat hautberuhigende und entzündungshemmende Eigenschaften, weshalb sie sehr gerne bei geröteter Haut und kleinen Wunden eingesetzt wird. Sie schützt und pflegt zuverlässig die empfindliche und gereizte Haut.

45 ml Ölmazerat aus Kamillenblüten
(siehe Seite 88)
15 g Lanolin anhydrid
6 g Bienenwachs
50 ml Kamillentinktur 40 % vol (falls Sie
die Tinktur selbst herstellen wollen,
beachten Sie die Hinweise auf Seite 57f.)
6 g Sheabutter
10 ml Wildrosenöl

- Geben Sie Ölmazerat, Lanolin und Bienenwachs in ein Becherglas (Fettphase). Für die Wasserphase wird in ein separates Becherglas die Kamillentinktur eingefüllt. Beide Gläser werden nun auf 62 °C erwärmt, bis das Wachs geschmolzen ist (siehe Grundrezept für Cremes, Seite 56f.).
- Dann wird die Wasserphase langsam in die Fettphase eingerührt, bis beide zu einer homogenen Masse emulgieren. Weiterrühren, bis die Creme auf 40 °C abgekühlt ist.
- Erst dann rühren Sie Sheabutter und Wildrosenöl darunter. Noch einige Minuten weiterrühren und die abgekühlte Creme in Döschen füllen.

Im Kühlschrank aufbewahren und innerhalb von 2–3 Monaten verbrauchen.

Tipp Nach diesem Rezept können Sie auch eine Schafgarbencreme herstellen, die ähnliche Heilwirkungen aufweist. Tauschen Sie einfach Kamillenöl und Kamillentinktur gegen entsprechende Schafgarbenprodukte.

KAMILLE

Die Kamille (*Matricaria recutita*) ist eine Begleitpflanze der Getreidefelder. Heute wird sie kaum noch wild gesammelt, sondern weltweit kultiviert. Sie gehört zu den absoluten Stars unter den Heilpflanzen, denn sie ist außergewöhnlich vielseitig einsetzbar: Sie wirkt zugleich antibakteriell, entzündungshemmend, entblähend, krampflösend, beruhigend und wundheilend.

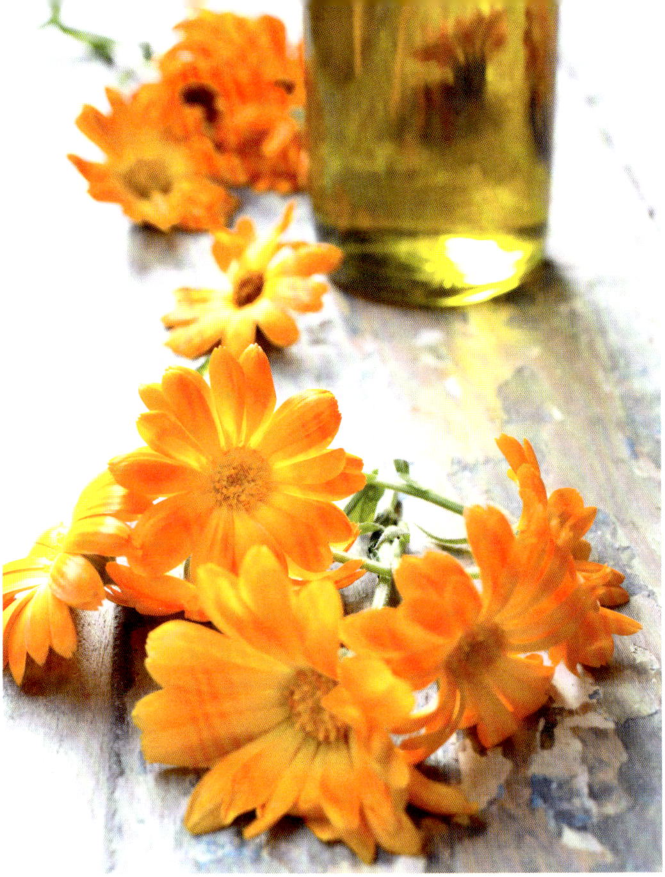

RINGELBLUMEN-ÖLMAZERAT

Ringelblumenöl hat vor allem wundheilende und entzündungshemmende Eigenschaften. Es ist ein hervorragendes Mittel bei kleinen Wunden und rissiger Haut, zur Narbenpflege und bei sensibler Babyhaut. Außerdem dient es als Basisöl für die Herstellung zahlreicher Salben und Cremes (z. B. Heilöl, Seite 108, oder Narben-Pflegeöl, Seite 105).

100 ml Erdnuss- oder Olivenöl
8 g getrocknete oder 16 g frische Ringelblumenblüten
optional: 10 Tropfen äth. Lavendelöl

- Nach den Vorgaben des Grundrezeptes für Warmauszüge auf Seite 39f. legen Sie die zerkleinerten Blüten in Öl und lassen sie darin 3–6 Tage in einem dunklen Behälter ausziehen. Nach der Auszugszeit wird das Öl abgefiltert.
- Nun können Sie, falls gewünscht, das ätherische Lavendelöl zufügen, das die wundheilende Wirkung optimal unterstützt.

Möglichst in dunkle Flaschen (Braunglas, Violettglas) abfüllen und innerhalb von 12 Monaten verbrauchen.

RINGELBLUME

Die Ringelblume (*Calendula officinalis*) gehört zu den Korbblütlern. Das große Blütenköpfchen ist aus zahlreichen Einzelblüten zusammengesetzt. Man unterscheidet die außen angeordneten Strahlen- oder Zungenblüten und die im Innern des Körbchens befindlichen Röhrenblüten. Die Röhrenblüten enthalten wesentlich mehr ätherisches Öl als die Zungenblüten (fast 10-mal so viel). Die Zungenblüten wiederum enthalten doppelt so viel Flavonoide. Um alle wertvollen Inhaltsstoffe in das Öl zu bekommen, sollten Sie also möglichst das ganze Blütenköpfchen verwenden.

RINGELBLUMENBALSAM

Ringelblumenbalsam ist ein altbewährtes Hausmittel bei Hautproblemen und kleinen Verletzungen. Die Wirkstoffe der Ringelblume sind in erster Linie wundheilungsfördernd und entzündungshemmend. Die Sheabutter unterstützt den Heilungsprozess der Haut ebenfalls. Sie können den Balsam auch bei spröder Haut, leichter Neurodermitis oder bei Pilzerkrankungen einsetzen.

100 g Kokosöl
18 g Ringelblumenblüten, frisch
15 g Sheabutter
optional: 10 Tropfen äth. Lavendelöl

- Kokosöl im Wasserbad auf 55 °C erhitzen und Ringelblumenblüten einrühren. 2 Stunden auf Temperatur halten und anschließend abfiltern.
- Wenn das Öl auf 35 °C abgekühlt ist, können Sheabutter und, falls gewünscht, Lavendelöl untergerührt werden.
- Danach in Salbendöschen füllen, abkühlen lassen und verschließen.

Der Balsam hält sich im Kühlschrank aufbewahrt mindestens 1 Jahr. Das Kokosöl wird bei kühler Lagerung fest.

Tipp Sie können dem Ringelblumenbalsam (gleichzeitig mit dem Lavendelöl) noch 10 Tropfen Sanddornfruchtfleischöl beifügen. Das carotinoidhaltige Sanddornöl fördert die Wundheilung und „repariert" geschädigte Haut.

RINGELBLUMEN-ZAUBER

Die Ringelblume (*Calendula officinalis*) wurde im Mittelalter aufgrund ihrer langandauernden und üppigen Blüte mit der Liebe assoziiert. Dementsprechend nutzten Frauen die Blume für einen „Liebeserzwingungszauber": Sie gruben Erde ab, in der sich die Fußspur ihres Auserwählten abgedrückt hatte, und pflanzten eine Ringelblume in diese Erde. Sobald sie zu blühen begann, entflammte die Liebe des verzauberten Mannes. Wollen wir hoffen, dass die Erde aus dem richtigen Fußabdruck entnommen wurde!

LAVENDEL-ÖLMAZERAT

Lavendelöl hat zahlreiche heilsame Eigenschaften. Sie können es als beruhigendes und entspannendes Massageöl einsetzen, vor allem bei der Babymassage. Außerdem zeigt es wundheilende und entzündungshemmende Wirkung. Es ist also ein hervorragendes Mittel bei kleinen Wunden, Verbrennungen, Hautpilzerkrankungen und bei gereizter Haut. Zudem dient es als Basisöl für die Herstellung von Salben und Cremes (siehe Halsschmerz-Einreibung, Seite 71).

100 ml Mandelöl
9 g getrocknete oder 18 g frische Lavendelblüten
optional: 10 Tropfen äth. Lavendelöl

- Nach den Vorgaben des Grundrezeptes für Warmauszüge auf Seite 39f. legen Sie die zerkleinerten Blüten in Öl und lassen sie darin 3–6 Tage in einem dunklen Behälter ausziehen.
- Nach der Auszugszeit wird das Öl abgefiltert. Nun können Sie, falls gewünscht, das ätherische Lavendelöl zur Wirkungsverstärkung zufügen.

Möglichst in dunkle Flaschen (Braunglas, Violettglas) abfüllen und innerhalb von 8 Monaten verbrauchen.

Tipp Nutzen Sie das Lavendelöl als Ölkompresse bei Husten oder bei Einschlafstörungen infolge von Anspannung und Stress. Geben Sie 4 ml Öl auf ein Baumwolltuch und verfahren Sie wie auf Seite 76 beschrieben.

LAVENDEL ZUM WASCHEN

Der Duft des Lavendels (*Lavandula angustifolia*) war schon in der Antike sehr beliebt. Man nutzte die Blüten als Badezusatz und zum Wäschewaschen. Daran erinnert der botanische Name *Lavandula*, der sich vom lateinischen *lavare*, „waschen“, ableitet. Man sagte dem Lavendel eine starke Wirkung gegen Ungeziefer nach und glaubte, dass man damit Flöhe, Wanzen, Läuse und Motten aus Kleidung und Betten vertreiben könne. Der Lavendelduft wirkt aber nicht nur insektenabwehrend, sondern er entspannt auch die Psyche und sorgt somit für einen erholsamen Schlaf.

JOHANNISKRAUT-LAVENDEL-ÖL

Das Johanniskraut-Lavendel-Öl wirkt wundheilend und entzündungshemmend. Es vereint die Heilkraft zweier großer Heilpflanzen, die im Sommer zur gleichen Zeit blühen. Es ist ein hervorragendes Mittel bei kleinen Wunden, Prellungen, Zerrungen, Muskelschmerzen und Verbrennungen. Außerdem dient das Johanniskraut-Lavendel-Öl als Basisöl für die Herstellung von Salben und Cremes (z. B. Heilöl, Seite 108, und Muskelöl, Seite 81).

250 ml Olivenöl
35 g Johanniskraut, frisch
10 g Lavendelblüten, frisch
optional: 20 Tropfen äth. Lavendelöl

- Nach den Vorgaben des Grundrezeptes für Warmauszüge auf Seite 39f. legen Sie die kleingeschnittenen Kräuter in Öl und lassen sie darin 3–6 Tage in einem dunklen Behälter ausziehen. Dann wird das Öl abgefiltert.
- Nun können Sie, falls gewünscht, das ätherische Lavendelöl zufügen. Möglichst in dunkle Flaschen (Braunglas, Violettglas) abfüllen. So ist es etwa 9–10 Monate haltbar, danach baut sich der Stoff Hyperforin rasch ab. Wichtige Hinweise zum Johanniskraut finden Sie im Kasten auf Seite 95.

JOHANNISKRAUT

Das gelb blühende Johanniskraut (*Hypericum perforatum*) ist eine große Heilpflanze, die vor allem durch ihre antidepressive Wirkung (innerliche Anwendung) bekannt geworden ist. Aber auch das Johanniskrautöl und daraus hergestellte Salben sind in der Volksmedizin sehr beliebt als Wundheilmittel sowie bei leichten Verbrennungen, rheumatischen Schmerzen und Hauterkrankungen wie Neurodermitis.

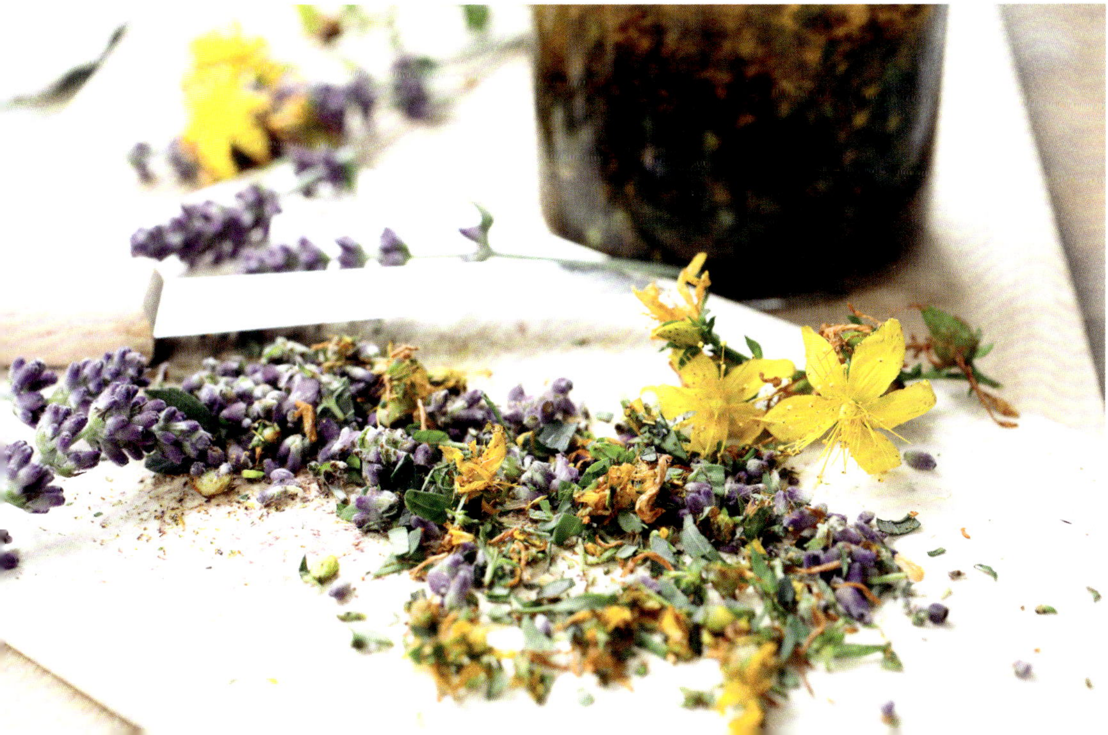

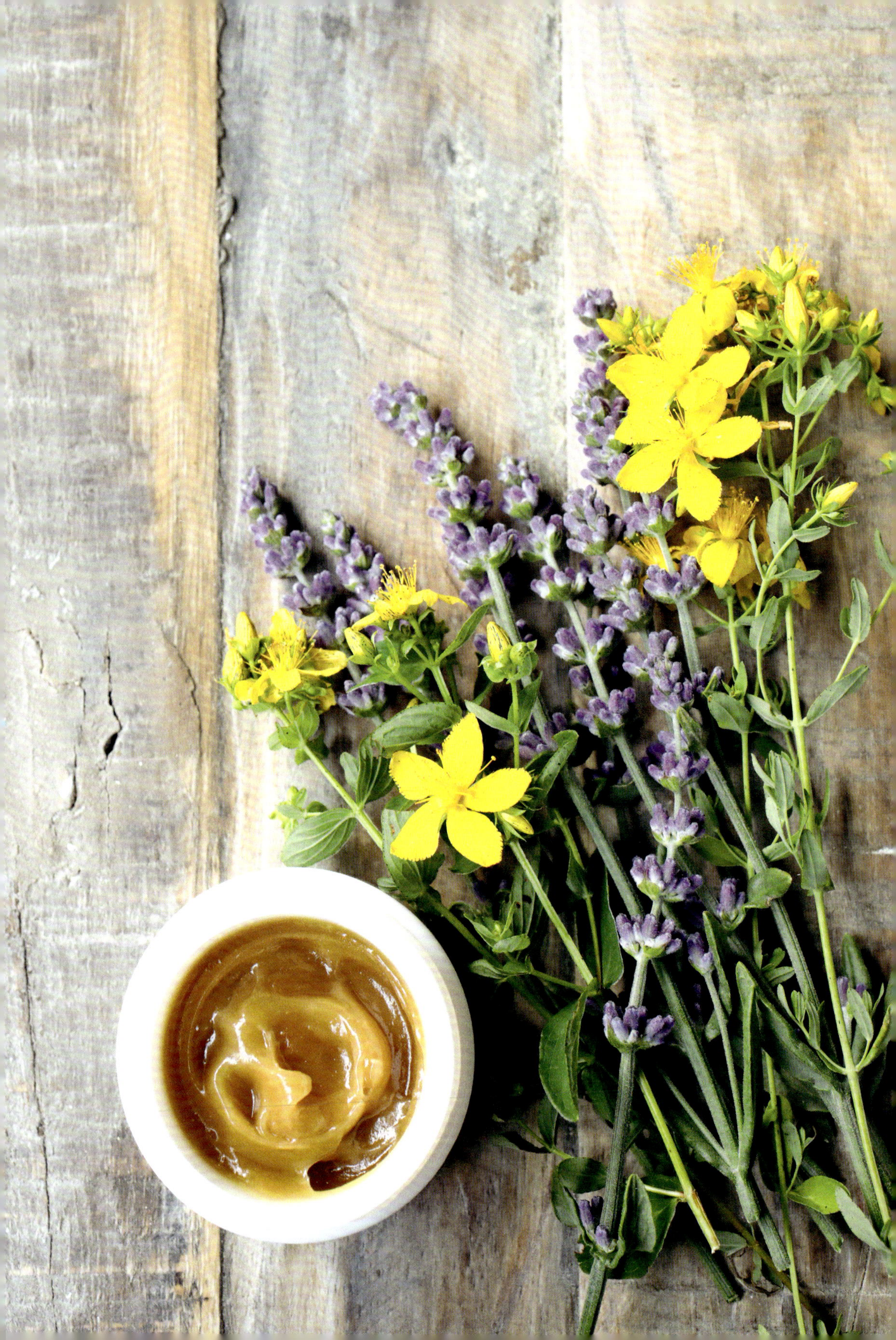

JOHANNISKRAUTSALBE

Anders als Johanniskrautöl wird die Johanniskrautsalbe mit den alkohollöslichen Wirkstoffen des Johanniskrauts verstärkt. Die Salbe wirkt auch antibakteriell, insbesondere gegen Staphylococcus-Keime, die Menschen mit Neurodermitis und Schuppenflechte das Leben schwer machen.

50 ml Johanniskraut-Lavendel-Öl (siehe Seite 93)
4 g Bienenwachs
5 g Lanolin anhydrid
80 Tropfen Johanniskrauttinktur 70 % vol (4 ml; falls Sie die Tinktur selbst herstellen wollen, beachten Sie die Hinweise auf Seite 57f.)

- Öl, Bienenwachs und Lanolin in ein Becherglas geben. Im Wasserbad unter Rühren auf 62 °C erwärmen, bis das Wachs geschmolzen ist.
- Nun aus dem Wasserbad nehmen und weiterrühren, bis die Salbe auf 40 °C abgekühlt ist.
- Jetzt können Sie die Tinktur einrühren. Es ist vorteilhaft, wenn diese zuvor ebenfalls auf 40 °C erwärmt wurde.
- Die fertige Salbe abfüllen und erst nach dem Abkühlen verschließen.

Sie ist 1 Jahr haltbar.

WICHTIGE HINWEISE ZUM JOHANNISKRAUTÖL

Beim Ansatz des Ölmazerats sind einige Dinge zu beachten: Es sollte unbedingt frisches Johanniskraut verwendet werden, da der für den Ölauszug wichtigste Wirkstoff Hyperforin beim Trocknen verloren geht. Beachten Sie also unbedingt die Hinweise für Ölauszüge aus frischen Pflanzen auf Seite 13f. Außerdem ist das meiste Hyperforin in den grünen Samenkapseln enthalten, sodass das Kraut erst gegen Blühende geerntet wird, wenn ein Teil der Blüten schon abgeblüht ist. Überhaupt sollten Sie darauf achten, dass möglichst viele verschiedene Pflanzenteile in das Öl kommen, da jeder Teil für sich besondere Wirkstoffe enthält: Die Blätter liefern ätherisches Öl, die Blüten und Knospen enthalten den roten Farbstoff Hypericin sowie Flavonoide, während die grünen Samenkapseln das entzündungshemmende und antibakteriell wirksame Hyperforin beisteuern. Verwenden Sie also die oberen 20 cm der Pflanze komplett – Blüten, Knospen, Blätter und grüne Samenkapseln. Weiterhin ist es wichtig, dass das Öl nur kurz in der Sonne steht und vor direkter Lichteinstrahlung geschützt wird (siehe Seite 37), denn das Licht zerstört den Wirkstoff Hyperforin.
Interessanterweise haben unsere Vorfahren alles richtig gemacht: Sie stellten das Johanniskrautöl zwar in die Sonne, aber in lichtundurchlässigen Steinguttöpfen. Außerdem nahmen sie nicht nur die Blüten, sondern auch die Samenkapseln, wie es beispielsweise der Arzt Tabernaemontanus im Jahr 1588 beschrieb: „Zuletzt stoße die Hülsen samt dem Samen und lege sie auch in das Öl.“ Und der Mediziner Johann Schröder (1600–1664) sagte: „Man nehme die oberen Spitzen mit den Blumen, wenn sie bald schier Samen beginnen zu tragen.“

GUNDERMANNSALBE

Der Gundermann ist eine traditionelle Wundheilpflanze, die vor allem bei schlecht heilenden Wunden genutzt wurde. Die Gundermannsalbe wirkt dementsprechend vor allem entzündungshemmend und wundheilend. Diese Wirkung kann durch die Zugabe von ätherischem Schafgarben- oder Kamillenöl verstärkt werden.

60 ml Olivenöl
60 g Kokosöl
18 g Gundermannblätter und -blüten, frisch
8 g Bienenwachs
10 g Lanolin anhydrid
180 Tropfen Gundermanntinktur 40 % vol
(9 ml; falls Sie die Tinktur selbst herstellen wollen, beachten Sie die Hinweise auf Seite 57f.)
optional: 10 Tropfen äth. Schafgarben- oder Kamillenöl

- Zunächst stellen Sie einen Ölauszug her: Lassen Sie die zerkleinerten Gundermannblätter und -blüten 2 Stunden lang bei 60 °C in dem Olivenöl und Kokosöl ausziehen (Vorgehensweise siehe Seite 42).
- Anschließend geben Sie Bienenwachs, Lanolin und 100 ml des Gundermanöls in ein Becherglas. Im Wasserbad unter Rühren auf 62 °C erwärmen, bis das Wachs geschmolzen ist. Aus dem Wasserbad nehmen und rühren, bis die Salbe auf 40 °C abgekühlt ist.
- Dann kann die Tinktur und, falls gewünscht, das ätherische Öl eingerührt werden. Es ist vorteilhaft, wenn die Tinktur zuvor ebenfalls auf 40° erwärmt wurde.
- Die fertige Salbe in Salbendöschen füllen und abkühlen lassen. Erst dann mit einem Deckel verschließen.

Die Salbe ist mindestens 1 Jahr haltbar.

GUNDERMANN

Der Gundermann (*Glechoma hederacea*) wurde schon von den Germanen zur Wundbehandlung und bei Hauterkrankungen eingesetzt. Im Mittelalter war er ein beliebtes Mittel zum Gurgeln bei Entzündungen in Mund und Rachen. Das blühende Kraut, ein blau blühender Lippenblütler, wirkt zusammenziehend, entzündungshemmend, wundheilend und schleimlösend. Innerlich wird es in Form von Tee oder Tinktur vor allem bei verschleimtem Husten und zur „Entgiftung“ eingesetzt.

HAMAMELISCREME

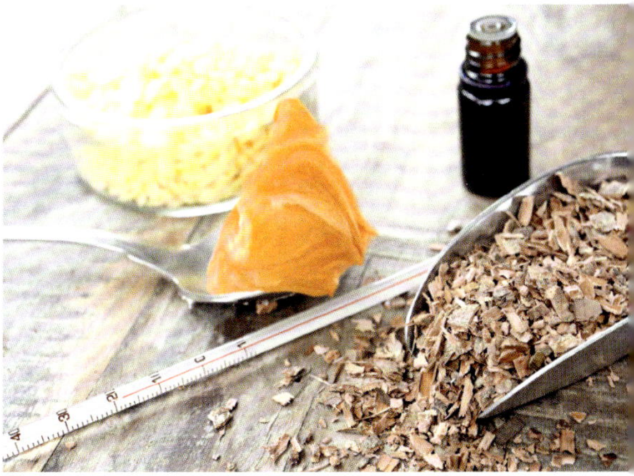

Die pflegenden Inhaltsstoffe der Hamamelisrinde wirken zusammenziehend, entzündungshemmend, wundheilungsfördernd und juckreizstillend. Deshalb nimmt man die Creme auch bei kleinen Hautverletzungen und -entzündungen, rissiger Haut sowie bei Hämorrhoiden. Außerdem wirkt Hamamelis stabilisierend auf die Gefäßwände und wird deshalb bei Krampfadern eingesetzt.

50 ml Sonnenblumenöl
10 g Hamamelisrinde
5 g Bienenwachs
15 g Lanolin anhydrid
20 ml Hamamelishydrolat
30 Tropfen (15 ml) Hamamelistinktur 70 % vol (ersatzweise kann man für die Konservierung auch 70%igen Alkohol verwenden; falls Sie die Tinktur selbst herstellen wollen, beachten Sie die Hinweise auf Seite 57f.)
5 g Sheabutter
optional: 6 Tropfen äth. Zitronenöl

- Zunächst stellen Sie einen Hamamelis-Ölauszug her, indem Sie die Hamamelisrinde zerkleinern und dann 2 Stunden lang bei 60 °C im Sonnenblumenöl ausziehen (Vorgehensweise siehe Seite 42).
- Bienenwachs, Lanolin und 35 ml des Hamamelisöls in ein Becherglas geben. Im Wasserbad auf 62 °C erwärmen, bis das Wachs geschmolzen ist. Parallel dazu erhitzen Sie in einem anderen Becherglas Hydrolat und Tinktur auf ebenfalls ca. 62 °C (siehe Grundrezept für Cremes, Seite 56f.).
- Gießen Sie die Wasserphase langsam unter beständigem Rühren in die Öl-Wachs-Mischung (Fettphase), sodass die Mischung emulgiert. So lange rühren, bis die Creme auf 35 °C abkühlt.
- Sheabutter und das ätherische Öl (falls gewünscht) dazugeben und noch einige Minuten weiterrühren.
- In sterile Döschen abfüllen, abkühlen lassen und verschließen.

Kühl aufbewahrt hält die Creme etwa 3 Monate.

ZAUBERNUSS

Die Virginische Zaubernuss (*Hamamelis virginiana*) ist ein Strauch aus Nordamerika. Sie blüht im Herbst (November), wohingegen ihre Verwandtschaft ungewöhnlicherweise im Winter blüht (Januar/Februar/März). Deshalb wird Letztere gerne als Zierstrauch gepflanzt. Die Heilkräfte der Virginischen Zaubernuss sitzen vor allem in der Rinde. Die Wirkung basiert unter anderem auf den Gerbstoffen, die kaum öllöslich sind, dafür aber gut alkohollöslich.

KÖNIGSKERZE

Für medizinische Zwecke wird meist die Großblütige Königskerze (*Verbascum densiflorum*) eingesetzt, aber alle anderen bei uns wild wachsenden Königskerzen sind mit den gleichen Heilkräften ausgestattet. Die gelben Blüten enthalten vor allem Schleimstoffe, Triterpen-Saponine und Iridoid-Glykoside, weshalb die Königskerze schleimlösende, reizlindernde und entzündungshemmende Eigenschaften besitzt. Deshalb werden die Blüten auch gerne in Hustenteemischungen eingesetzt.

KÖNIGSKERZEN-ÖLMAZERAT

Das entzündungshemmende Königskerzenöl wird traditionell als beruhigendes Hautöl verwendet, z. B. bei kleinen Wunden, Ekzemen, Verbrennungen und Hautreizungen. In der Volksmedizin kommt es zudem bei Ohrenschmerzen zum Einsatz, wobei 1–2 Tropfen warmes Öl ins Ohr geträufelt werden. Die Wirkung kann durch ätherisches Lavendelöl verstärkt werden.

50 ml Erdnuss- oder Olivenöl
8 g frische oder 4 g getrocknete Königskerzenblüten
optional: 5 Tropfen äth. Lavendelöl

- Nach den Vorgaben des Grundrezeptes für Warmauszüge auf Seite 39f. legen Sie die zerkleinerten Blüten in Öl und lassen sie darin 3–6 Tage in einem dunklen Behälter ausziehen.
- Nach der Auszugszeit wird das Öl abgefiltert. Nun können Sie, falls gewünscht, das ätherische Lavendelöl zufügen.

Möglichst in dunkle Flaschen (Braunglas, Violettglas) abfüllen und innerhalb von 10 Monaten verbrauchen.

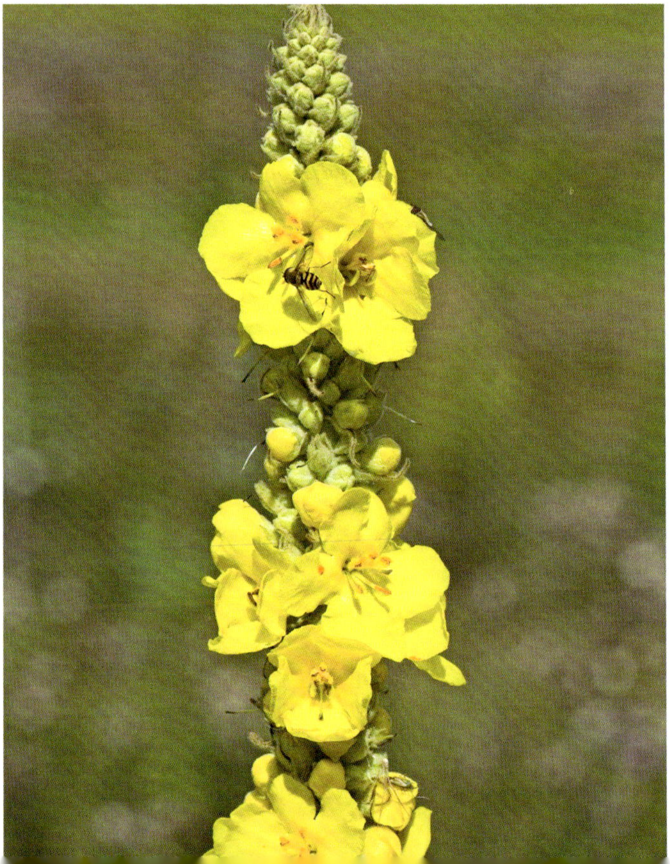

Die Großblütige Königskerze wirkt entzündungshemmend.

PAPPELKNOSPENSALBE

Pappelknospensalbe ist hilfreich bei Hautentzündungen, kleinen Hautverletzungen, leichten Verbrennungen sowie Gelenkschmerzen und Zerrungen. Früher wurde sie aus Schweineschmalz hergestellt – Sie können also auch das Grundrezept für Schmalzsalben (siehe Seite 46f.) nutzen.

50 g Kokosöl
12 g Pappelknospen, frisch
3 g Bienenwachs
5 Tropfen Wintergrünöl
optional: 40 Tropfen Pappelknospentinktur 70 % vol (2 ml; falls Sie die Tinktur selbst herstellen wollen, beachten Sie die Hinweise auf Seite 57f.)

- Kokosöl im Wasserbad auf 60 °C erhitzen und Pappelknospen einrühren. 2 Stunden auf Temperatur halten und anschließend abfiltern. Erwärmen Sie das Öl nochmals auf 62 °C, um das Bienenwachs einzurühren.
- Dann das Öl vom Herd nehmen und auf 40 °C abkühlen lassen. Nun das Wintergrünöl unterrühren sowie, falls gewünscht, die auf 40 °C erwärmte Pappelknospentinktur.
- Danach in Salbendöschen füllen, abkühlen lassen und verschließen.

Die Salbe hält sich kühl gelagert mindestens 1 Jahr.

Tipp Das gleiche Rezept können Sie auch mit Birkenknospen anwenden, die in der Volksmedizin ebenfalls bei schmerzenden Gelenken zum Einsatz kommen.

PAPPEL

Alle bei uns heimischen Pappelarten (*Populus sp.*) enthalten entzündungshemmende, schmerzstillende und wundheilungsfördernde Wirkstoffe. Salben aus den frischen Pappelknospen haben in der Heilkunde eine sehr lange Tradition. Dafür werden die harzigen Knospen der Pappeln im Frühjahr (Februar/März) kurz vor der Blattentfaltung gesammelt. In der Volksmedizin nutzt man Pappelknospen auch innerlich (Tee, Tinktur) bei Rheuma und Gicht.

SPITZWEGERICHSALBE

Die juckreizlindernde Spitzwegerichsalbe hilft bei Insektenstichen, kleinen Wunden und leichten Verbrennungen. Die wundheilende und entzündungshemmende Wirkung des Spitzwegerichs wird durch das ätherische Teebaumöl verstärkt. Sie können das Teebaumöl auch durch Manukaöl ersetzen.

80 ml Olivenöl
40 g Kokosöl
20 g Spitzwegerichblätter, frisch
8 g Bienenwachs
6 Tropfen äth. Teebaumöl oder Manukaöl
optional: 40 Tropfen Spitzwegerichtinktur 40 % vol (2 ml; falls Sie die Tinktur selbst herstellen wollen, beachten Sie die Hinweise auf Seite 57f.)

- Spitzwegerichblätter kleinschneiden und nach den Vorgaben des Grundrezeptes für Heißauszüge auf Seite 42 in dem Olivenöl und Kokosöl ausziehen lassen. Am besten bei 60 °C etwa 2 Stunden lang. Nach der Auszugszeit wird das Öl abgefiltert.
- Dann das Bienenwachs zu dem Spitzwegerich-Ölmazerat geben und alles im Wasserbad auf 62 °C erwärmen, bis das Wachs geschmolzen ist. Vom Herd nehmen und unter Rühren auf 40 °C abkühlen lassen.
- Dann rühren Sie das ätherische Öl dazu. Sie können zur Wirkungsverstärkung noch 40 Tropfen Spitzwegerichtinktur unterrühren.
- In Döschen füllen und abkühlen lassen.

Die Salbe ist 1 Jahr haltbar.

SPITZWEGERICH

Der Spitzwegerich *Plantago lanceolata* ist eine weitverbreitete Wiesenpflanze. Alle Wegericharten, auch der Breitwegerich, galten früher als Wundheilmittel. Der frische Pflanzensaft enthält entzündungshemmende und juckreizlindernde Wirkstoffe, weshalb man damit sehr gut Insektenstiche und kleine Hautverletzungen behandeln kann.
Bekannt ist der Spitzwegerich auch als Hustenpflanze. Ein daraus zubereiteter Tee wirkt aufgrund der Schleimstoffe reizlindernd und dank des enthaltenen Aucubins antibakteriell.

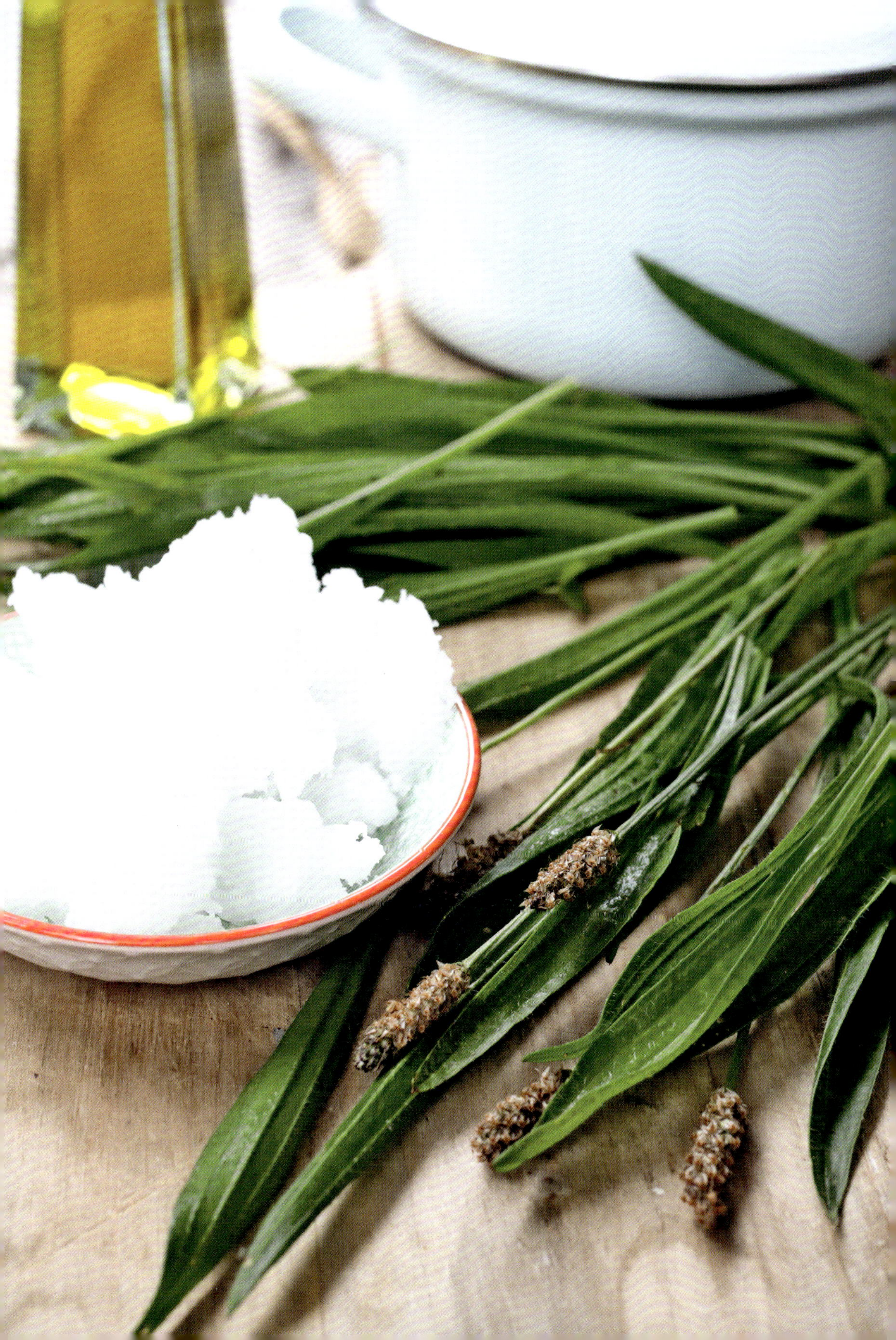

Gut geeignete Holunderblätter bieten die jungen Triebe im März oder April.

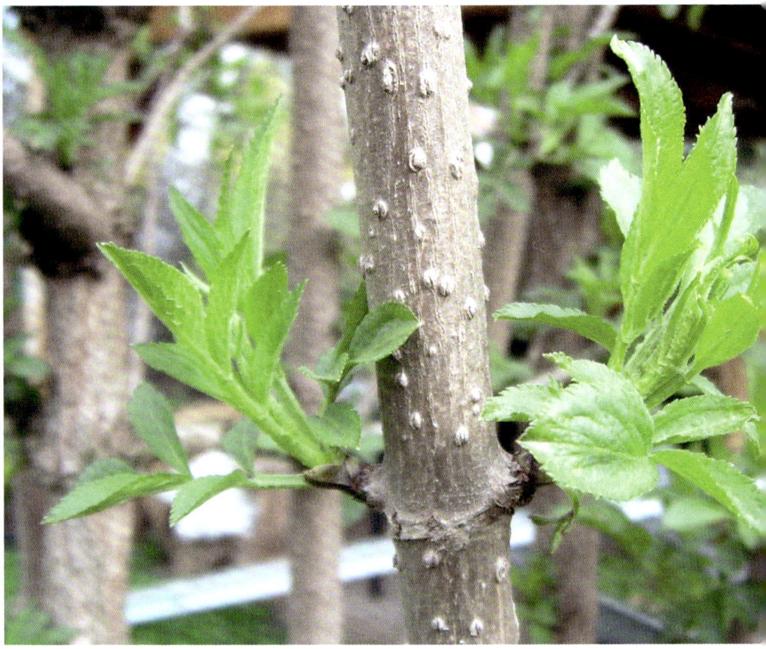

HOLUNDERSALBE

Die Holundersalbe wird traditionell aus frischen Holunderblättern hergestellt. Früher nahm man als Basis Schweineschmalz. Die Salbe ist ein wunderbares Pflegemittel bei rauen Händen und auch sehr hilfreich bei Insektenstichen. Sie kann außerdem bei Hautentzündungen und leichten Verbrennungen eingesetzt werden.

90 g Lanolin anhydrid
20 g Kokosöl
10 ml Jojobaöl
20 g Holunderblätter, frisch
5 g frische Gundermannblätter und -blüten

- Das Lanolin in einem Becherglas langsam erhitzen, bis es flüssig wird.
- Dann Jojobaöl und die kleingeschnittenen Blätter zugeben. Etwa 30 Minuten lang bei 55 °C ausziehen lassen.
- Nun durch ein sehr feines Sieb abfiltern und in kleine Cremedöschen füllen. Vor dem Verschließen abkühlen lassen.

Tipp Alternativ können Sie die Salbe statt mit Lanolin und Jojobaöl auch mit 120 g Kokosöl herstellen. Allerdings kann das Lanolin wesentlich mehr wasserlösliche Wirkstoffe binden.

HOLUNDERBLÄTTER

Die Blätter des Schwarzen Holunders (*Sambucus nigra*) werden im Frühjahr gesammelt, wenn sie noch ganz jung sind. Innerlich nutzte man sie früher für einen harntreibenden und stoffwechselanregenden Tee. Äußerlich kommen die entzündungshemmenden Eigenschaften der Blätter zur Anwendung. Wesentlich bekannter ist die Nutzung der weißen Holunderblüten, die wegen ihrer schweißtreibenden und schleimlösenden Wirkung heute gerne bei Erkältungen eingesetzt werden.

ZISTROSENCREME

Die Zistrose ist bekannt für ihre antibakterielle, juckreizlindernde und entzündungshemmende Wirkung. In der Zistrosencreme befinden sich zahlreiche pflegende Öle, wie Avocado- oder Nachtkerzenöl, die diese Wirkung unterstützen und ergänzen. Die Creme eignet sich deshalb sehr gut bei Neurodermitis.

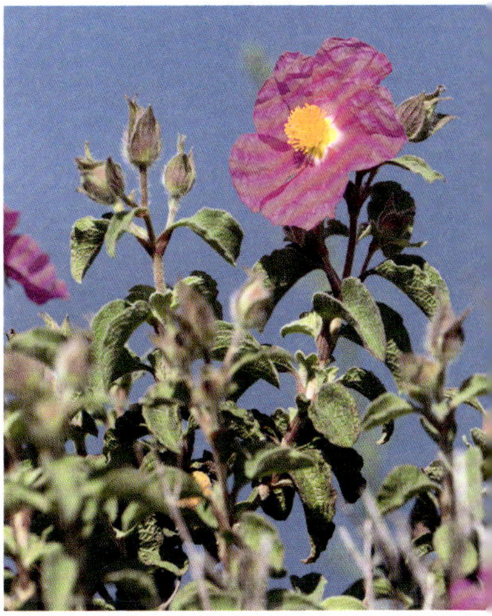

60 ml Olivenöl
10 ml Avocadoöl
5 g Zistrosenblätter, getrocknet
6 g Bienenwachs
15 g Lanolin anhydrid
30 ml Zistrosentinktur 70 % vol (falls Sie die Tinktur selbst herstellen wollen, beachten Sie die Hinweise auf Seite 57f.)
20 ml Rosenhydrolat
6 g Sheabutter
5 ml Nachtkerzenöl
5 ml Wildrosenöl
5 Tropfen äth. Zistrosenöl
5 Tropfen äth. Lavendelöl

- Fertigen Sie einen Zistrosen-Ölauszug, indem Sie die zerkleinerten Zistrosenblätter 2 Stunden lang bei 60 °C in Oliven- und Avocadoöl ausziehen und abfiltern (Vorgehensweise siehe Seite 42).
- Geben Sie dann Bienenwachs, Lanolin und 50 ml Ölmazerat in ein Becherglas (Fettphase). Für die Wasserphase werden in ein separates Becherglas Zistrosentinktur und Rosenhydrolat eingefüllt. Erwärmen Sie beide Gläser auf 62 °C, bis das Wachs geschmolzen ist. Orientieren Sie sich am Grundrezept für Cremes (Seite 56f.).
- Dann rühren Sie die Wasserphase langsam in die Fettphase ein. Weiterrühren, bis die Creme zu einer homogenen Masse emulgiert und auf 40 °C abgekühlt ist.
- Nun Sheabutter, Nachtkerzenöl, Wildrosenöl und ätherische Öle unterrühren. Noch einige Minuten weiterrühren.
- In Döschen abfüllen und kühl aufbewahren.

Innerhalb von 3 Monaten verbrauchen.

ZISTROSE

Die am Mittelmeer heimische Zistrose (*Cistus incanus*) erfreut uns mit ihren zarten, zerknitterten Blüten. Die harzigen Blätter wirken antioxidativ, antibakteriell und antiviral. Sie werden sowohl innerlich (Tee, Tinktur) als auch äußerlich bei Hauterkrankungen eingesetzt. Unterstützen Sie also die Wirkung der Creme, indem Sie Zistrosentee trinken! Das ätherische Öl wird von der Art *Cistus ladaniferus* destilliert.

PROPOLISSALBE

Das Bienenprodukt Propolis ist bekannt für seine antibakterielle, antimykotische und wundheilungsfördernde Wirkung. Die Salbe hilft bei rissiger Haut, kleinen Hautverletzungen, Sonnenbrand, Lippenherpes und Hautpilz.

70 ml Sonnenblumenöl
40 ml Jojobaöl
20 g Propolis
6 g Bienenwachs
8 g Lanolin anhydrid
180 Tropfen Propolistinktur 70 % vol (9 ml; falls Sie die Tinktur selbst herstellen wollen, beachten Sie die Hinweise auf Seite 57f.)
optional: 20 Tropfen äth. Lavendelöl zur Wirkungsunterstützung

- Zunächst stellen Sie ein Ölmazerat aus pulverisiertem Propolis her, indem Sie es 2 Stunden lang bei 65 °C im Sonnenblumenöl und Jojobaöl ausziehen und filtrieren (Vorgehensweise siehe Seite 42).
- Dann Bienenwachs, Lanolin und Propolis-Ölmazerat in ein Becherglas geben. Im Wasserbad unter Rühren auf etwa 62 °C erwärmen, bis das Wachs geschmolzen ist. Nun aus dem Wasserbad nehmen und abkühlen lassen. Dabei rühren, bis die Salbe auf 40 °C abgekühlt ist.
- Nun können Sie die Tinktur und, falls gewünscht, das ätherische Öl einrühren. Es ist vorteilhaft, wenn Sie die Tinktur zuvor ebenfalls auf 40 °C erwärmen.
- Die fertige Salbe in Döschen füllen und abkühlen lassen. Erst dann mit einem Deckel verschließen.

Die Salbe ist mindestens 1 Jahr haltbar.

PROPOLIS

Propolis ist ein Produkt der Honigbienen: Sie sammeln Harze an den Laubknospen der Bäume und vermengen sie mit einem Sekret ihrer Speicheldrüsen. Dabei entsteht dieses Kittharz – die Bienen schützen damit ihre Behausung vor schädlichen Bakterien, Viren und Pilzen.

Das antibiotisch wirksame Propolis lässt sich am besten pulverisieren, wenn es zuvor durchgefroren wurde. Da es gut alkohollöslich ist, kann man daraus sehr gut selbst eine Propolistinktur herstellen (siehe Seite 57f.). Für die Tinkturherstellung ist es aber wichtig, hochprozentigen Alkohol (mindestens 70 % vol) zu verwenden, denn aufgrund des hohen Harzgehalts löst sich Propolis in Spirituosen (ca. 38–40 % vol) nur schwer.

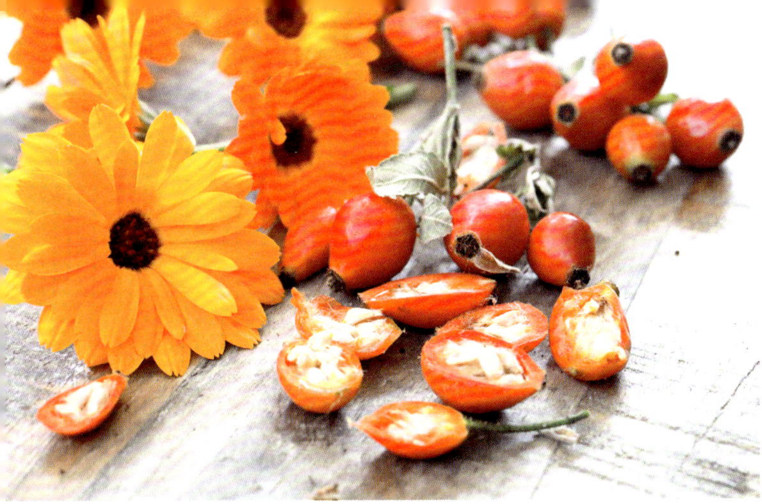

NARBEN-PFLEGEÖL

Das Narben-Pflegeöl enthält eine perfekte Kombination von Wirkstoffen, die das vernarbte Hautgewebe pflegen und regenerieren. Das Öl eignet sich für frische und ältere Narben. Bei regelmäßiger Einreibung wird das Gewebe weich und geschmeidig.

30 ml Ringelblumen-Ölmazerat (siehe Seite 90)
20 ml Johanniskraut-Lavendel-Öl (siehe Seite 93)
20 ml Jojobaöl
10 ml Wildrosenöl (Hagebuttensamenöl)
6 Tropfen äth. Neroliöl
3 Tropfen äth. Rosengeranienöl

- Die fetten Öle zusammenmischen. Dann tröpfeln Sie die ätherischen Öle dazu und schütteln das Gemisch gut durch.

Kühl und dunkel gelagert hält es mindestens 1 Jahr.

Tipp Sie können statt des Wildrosenöls ersatzweise auch 10 ml Granatapfelsamenöl verwenden. Auch dieses Öl fördert die Hautregeneration und sorgt für eine gute Vernarbung.

WILDROSENÖL

Die Hagebutten verschiedener Wildrosen enthalten zahlreiche ölhaltige Samen. Das Öl riecht nicht nach Rosen, auch wenn der Name es vermuten lässt. Das kostbare fette Samenöl wird als „Wildrosenöl" oder als „Hagebuttensamenöl" gehandelt. Es hat ein außergewöhnliches Fettsäurenspektrum und wirkt unglaublich hautregenerierend und glättend. Deshalb wird es sehr gerne in der Narbenpflege und bei Dehnungsstreifen in der Schwangerschaft eingesetzt. Zur Produktion des Öls können alle Wildrosen verwendet werden, allerdings findet man im Handel überwiegend chilenisches Öl aus den Arten *Rosa moschata*, *Rosa canina* und *Rosa rubiginosa*.

NARBENBALSAM

Die wunderbare Kombination heilender und regenerierender Fette und Öle lässt die vernarbte Haut elastisch und geschmeidig werden. Massieren Sie den Narbenbalsam mehrmals täglich in das betroffene Hautgewebe. Sie können ihn auch sehr gut bei Sonnenbrand oder Dehnungsstreifen anwenden.

50 g Sheabutter
10 g Kokosöl
10 ml Wildrosenöl
10 Tropfen Sanddornfruchtfleischöl
6 Tropfen äth. Lavendelöl
5 Tropfen äth. Zistrosenöl

- Zunächst erwärmen Sie das Kokosöl und die Sheabutter unter Rühren im Wasserbad auf 35 °C.
- Vom Herd nehmen und Sanddornfruchtfleischöl, Wildrosenöl sowie ätherische Öle einrühren.
- In Döschen füllen und abkühlen lassen.

Der Balsam ist 10 Monate haltbar.

SANDDORNFRUCHTFLEISCHÖL

Die vitaminreichen Wildfrüchte des Sanddorn (*Hippophae rhamnoides*) haben eine Besonderheit zu bieten: Sie enthalten im Fruchtfleisch ein fettes Öl mit einem außergewöhnlichen Wirkspektrum – zum einen wirkt das orangefarbene Öl antioxidativ und hat damit einen starken Schutzeffekt, z. B. gegen freie Radikale oder UV-Strahlen, zum anderen strafft es das Hautgewebe und beugt somit der Faltenbildung vor. Das regenerierende Öl regt die Neubildung von Zellen an, sorgt also für den sogenannten „Skin-Repair-Effekt", auch bei durch Verbrennung oder Bestrahlung geschädigter Haut.

Auch im Samen des Sanddorns findet man ein Öl: das Sanddornkernöl. Es wird ebenfalls für die Pflege der Haut verwendet: Es hilft vor allem bei trockener und schuppiger Haut.

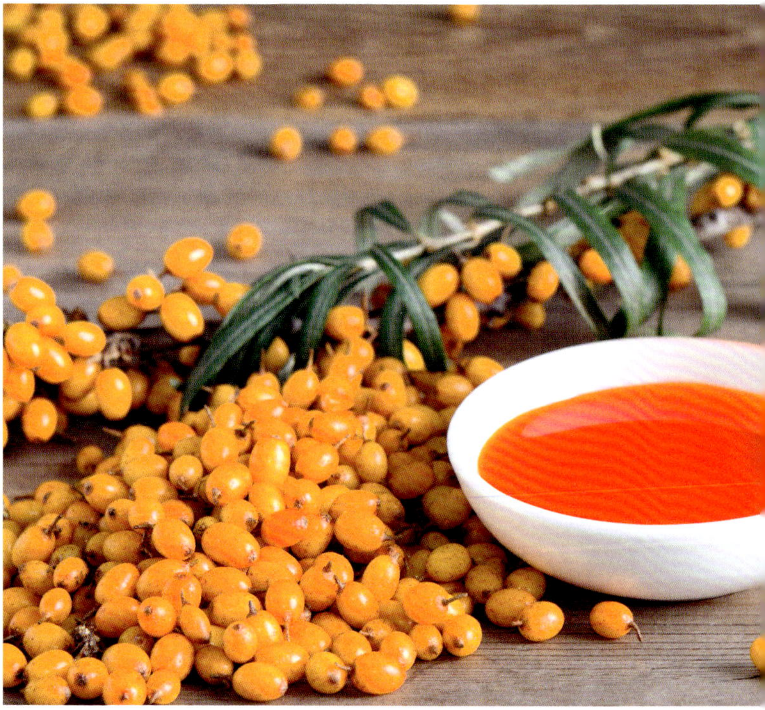

CENTELLA-ÖLMAZERAT

Der Indische Wassernabel (Centella asiatica) gilt in der ayurvedischen Medizin als Verjüngungsmittel. Das Centellaöl wirkt stark entzündungshemmend, regenerierend und wundheilungsfördernd, weshalb es vor allem zur Wund- und Narbenbehandlung sowie bei Neurodermitis eingesetzt wird. Seit einigen Jahren wird die Pflanze auch verstärkt in der Kosmetikindustrie genutzt.

100 ml Sesamöl
10 g Indisches Wassernabelkraut, getrocknet

- Nach den Vorgaben des Grundrezeptes für Warmauszüge auf Seite 39 legen Sie das kleingeschnittene Kraut in Öl und lassen es darin 3–6 Tage in einem dunklen Behälter ausziehen.
- Nach der Auszugszeit wird das Öl abgefiltert. Möglichst in dunklen Flaschen (Braunglas, Violettglas) aufbewahren.

Das Mazerat ist es etwa 1 Jahr haltbar.

INDISCHER WASSERNABEL

Der Indische Wassernabel (*Centella asiatica*) ist eine tropische Pflanze, die feuchte Standorte liebt. Er wird inzwischen auch bei uns in gut sortierten Gärtnereien als Topfpflanze angeboten, manchmal unter dem Namen „Gotu Kola“. In der Traditionellen Chinesischen Medizin und in der indischen Ayurveda ist er eine bekannte Heilpflanze und wird vor allem zur Wundheilung genutzt. Die Inhaltsstoffe wirken nicht nur antibiotisch und pilzwidrig, sondern haben auch, was die Haut betrifft, positive Eigenschaften: Sie wirken hautstraffend und bindegewebsstärkend. Deshalb wird das Centallaöl zur Reduzierung von Schwangerschafts- und Dehnungsstreifen eingesetzt. Innerlich angewendet soll der Wassernabel sich positiv auf die Gedächtnisleitung auswirken. Auch eine Wirksamkeit gegen Stress wird der Pflanze nachgesagt.

HEILÖL

Das Heilöl kombiniert die Heilkräfte von vier großen „Haut-Pflanzen“. Es schützt und pflegt die wunde, trockene und gereizte Haut. Außerdem ist es hilfreich bei Hautentzündungen. Selbst bei Babys kann es zur Pflege der Kopfhaut, beispielsweise bei Kopfgneis und Milchschorf, eingesetzt werden. Es unterstützt auch den Heilungsprozess bei kleinen Schürfwunden.

20 ml Johanniskraut-Lavendel-Öl (siehe Seite 93)
20 ml Ringelblumen-Ölmazerat (siehe Seite 90)
10 ml Kamillen-Ölmazerat (siehe Seite 88)
optional:
8 Tropfen äth. Lavendelöl
2 Tropfen äth. Kamillenöl

- Zunächst die drei Ölmazerate zusammenmischen. Sie können natürlich auch direkt einen Ölauszug aus allen vier Pflanzen herstellen.
- Dann nehmen Sie auf 50 ml Olivenöl je 2 g frische Blüten von Ringelblume, Kamille, Lavendel und Johanniskraut (Vorgehensweise nach dem Grundrezeptes für Warmauszüge auf Seite 39f.).
- In die fertige Ölmischung tröpfeln Sie, falls gewünscht, die ätherischen Öle und schütteln alles gut durch.

Kühl und dunkel gelagert hält dieses Heilöl mindestens 1 Jahr.

Tipp Sie können dem Öl 10 ml Nachtkerzensamenöl beifügen. Die darin enthaltene Gamma-Linolensäure hilft bei juckenden Hautekzemen. Allerdings reduziert sich die Haltbarkeit des Heilöls dadurch auf 6 Monate.

JOHANNISKRAUT IM MITTELALTER

Johanniskraut wurde im Mittelalter nicht nur für die Wundversorgung eingesetzt, man traute ihm damals noch weitaus mehr zu. So sollte es beispielsweise Gewitter fernhalten. Dazu warf man es bei Gewittergefahr ins Herdfeuer, damit der Rauch Blitz und Donner abwehre. Auch gegen vermeintliche Hexen wurde es eingesetzt: Um die Macht des Teufel zu brechen, der die Geständnisse zu verhindern versuchte, flößte man den wehrlosen Opfern literweise Johanniskrauttee ein.

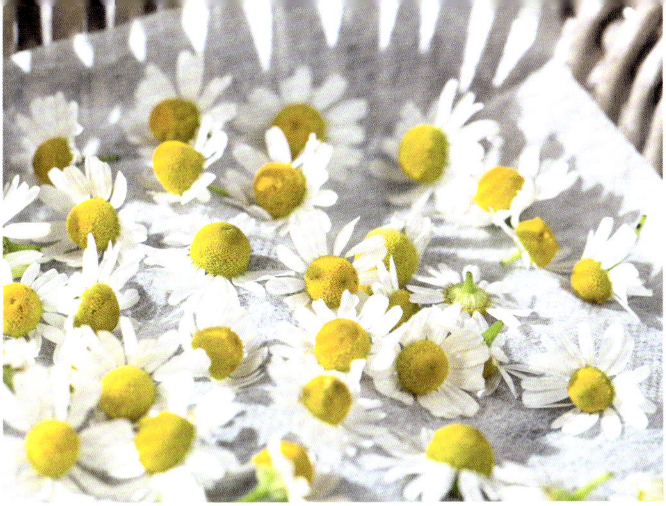

HEIL- UND WUNDSALBE

Die Heil- und Wundsalbe beruhigt die gereizte Haut und lindert Hautentzündungen. Außerdem unterstützt sie die Hautregeneration und den Heilungsprozess kleiner, oberflächlicher Wunden.

70 ml Sonnenblumenöl
60 ml Sesamöl
6 g Kamillenblüten, frisch
5 g Ringelblumenblüten, frisch
5 g Propolis
6 g Bienenwachs
10 g Lanolin anhydrid
180 Tropfen Wundtinktur 70 % vol (9 ml; gefertigt aus Ringelblumenblüten, Kamillenblüten und Propolisharz zu gleichen Gewichtsanteilen; Hinweise auf Seite 57f.)
8 Tropfen äth. Kamillenöl
8 Tropfen äth. Lavendelöl

- Zunächst stellen Sie ein Ölmazerat aus Kamille, Ringelblume und Propolis her: Zerkleinern Sie Kräuter und Propolis und lassen Sie alles 2 Stunden lang bei 60 °C im Öl ausziehen (Vorgehensweise siehe Seite 42). Propolis lässt sich am besten pulverisieren, wenn es zuvor durchgefroren wurde.
- Anschließend Bienenwachs, Lanolin und 100 ml Ölmazerat in ein Becherglas geben. Im Wasserbad unter Rühren auf 62 °C erwärmen, bis das Wachs geschmolzen ist. Nun aus dem Wasserbad nehmen und rühren, bis die Salbe auf 40 °C abgekühlt ist.
- Dann die Wundtinktur und das ätherische Öl einrühren. Es ist vorteilhaft, wenn die Tinktur zuvor ebenfalls auf 40° erwärmt wurde.
- Die Salbe in Döschen füllen und abkühlen lassen. Erst dann mit dem Deckel verschließen.

Die Salbe ist mindestens 1 Jahr haltbar.

WUNDVERSORGUNG

Viele machen den Fehler, dass sie offene Wunden und Geschwüre gleich mit fetthaltigen Salben versorgen. Diese verschließen jedoch die Wunde, behindern die Abheilung und das Ablaufen des Wundsekrets und begünstigen somit das Wachstum von Mikroorganismen. Fetthaltige Salben kommen also erst zur Nachbehandlung zum Einsatz, wenn die Haut sich wieder zu schließen beginnt. Sie können jedoch zur Unterstützung des Heilungsprozesses die Wundränder mit Salbe eincremen.

Für besondere Hautbeschwerden

BRANDSALBE

Das beruhigende und kühlende Kokosöl verbindet sich in der Brandsalbe mit der heilsamen Wirkung von Lavendel- und Sanddornfruchtfleischöl. Es ist eine ideale Salbe für die gereizte Haut nach einem Sonnenbrand oder bei leichten Verbrennungen. Sie können sie aber auch bei leichter Neurodermitis oder bei Hautpilzerkrankungen einsetzen.

100 g Kokosöl
15 g frische oder 7 g getrocknete Lavendelblüten
20 Tropfen äth. Lavendelöl
15 Tropfen Sanddornfruchtfleischöl

- Kokosöl im Wasserbad auf 55 °C erhitzen und Lavendelblüten einrühren. 2 Stunden auf Temperatur halten und anschließend abfiltern.
- Wenn das Öl auf 40 °C abgekühlt ist, können Sie das ätherische Lavendelöl und das Sanddornfruchtfleischöl unterrühren.
- Danach in Salbendöschen füllen, abkühlen lassen und verschließen.

Die Salbe hält sich im Kühlschrank mindestens 1 Jahr.

LAVENDELÖL

Der mediterrane Lavendel (*Lavandula angustifolia*) ist eine wunderschöne, robuste Gartenpflanze, die uns nicht nur eine lilafarbene Blütenpracht, sondern auch einen angenehmen Duft schenkt. Das hautverträgliche ätherische Lavendelöl ist ein beruhigendes und entspannendes Heilmittel. Es wirkt zudem entzündungshemmend, schmerzstillend, wundheilend und antimykotisch. Das blumig duftende Öl kann sogar pur auf die Haut aufgetragen werden, ohne zu reizen. Achten Sie darauf, dass Sie den Echten Lavendel verwenden, der den botanischen Namen *Lavandula angustifolia* oder manchmal auch *Lavandula officinalis* führt! Das ätherische Öl wird oft als „Lavendel fein“ bezeichnet.

ANTI-PILZ-ÖL

Das Anti-Pilz-Öl ist für die äußerliche Behandlung von Pilzerkrankungen der Haut gedacht. Die im Kokosöl enthaltene Laurinsäure wirkt an sich schon antimykotisch. Diese Wirkung wird verstärkt durch ausgewählte Heilpflanzen und ätherische Öle, die ebenfalls für eine starke pilzwidrige Wirkung bekannt sind.

75 g Kokosöl
25 ml Sonnenblumenöl
6 g Griechischer Oregano, getrocknet
2 g Thymian, getrocknet
2 g Lavendelblüten, getrocknet
8 Tropfen äth. Manukaöl
8 Tropfen äth. Lavendelöl
4 Tropfen äth. Teebaumöl

- Kokosöl und Sonnenblumenöl im Wasserbad auf 55 °C erwärmen, zerkleinerte Heilkräuter zugeben und nach den Vorgaben des Grundrezeptes für Heißauszüge auf Seite 42 für 2 Stunden ausziehen lassen.
- Nach der Auszugszeit filtern Sie das Öl durch ein feines Sieb ab. Das Öl auf unter 40°C abkühlen lassen und ätherische Öle unterrühren.

Tipp Der weiß blühende Griechische Oregano (*Origanum vulgare subsp. hirtum*) kann auch bei uns kultiviert werden. Er ist frosthart und besticht durch ein außergewöhnlich würziges Aroma. Er gehört zu den wirksamsten Phytobiotika.

MANUKAÖL

Das Manukaöl wird aus den Blättern der Südseemyrte oder Neuseelandmyrte (*Leptospermum scoparium*) destilliert. Der immergrüne Strauch ist, wie der Name schon andeutet, in Neuseeland heimisch. Das stark antibakteriell wirksame Öl wirkt auch antimykotisch und hilft somit sehr gut bei Pilzinfektionen der Haut. Dies konnte durch Studien belegt werden. Außerdem wurden mit dem Manukaöl auch sehr gute Erfahrungen gesammelt bei der Behandlung von Akne und Herpes. Das Öl ist hautverträglicher und weniger allergen als das ähnlich wirksame australische Teebaumöl.

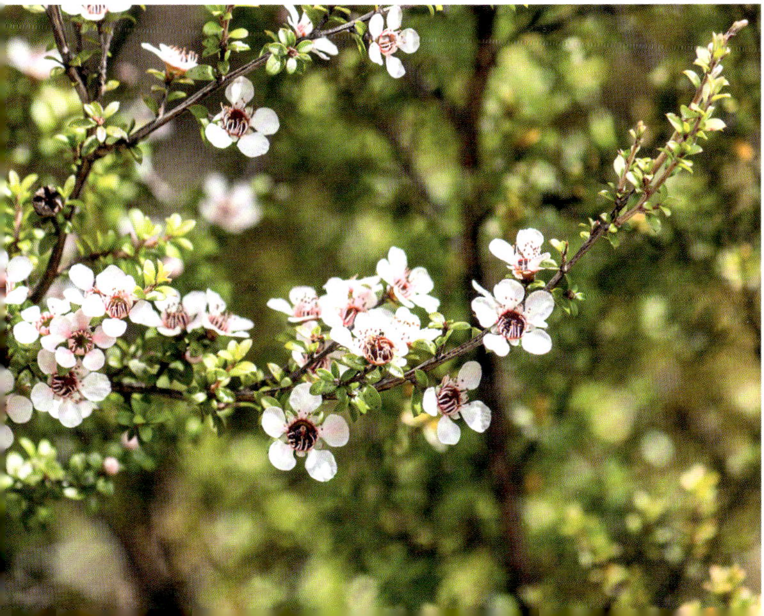

Aus der Neuseelandmyrte wird das antibakteriell wirkende Manukaöl gewonnen.

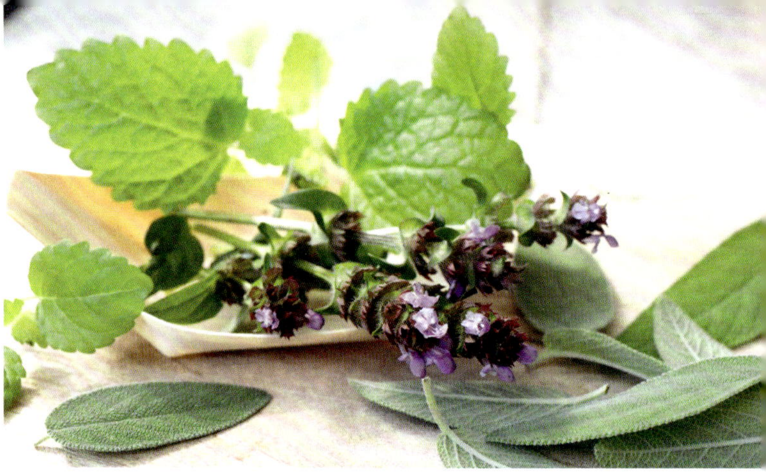

HERPESSALBE

Die Herpessalbe ist zur Behandlung des Lippenherpes gedacht. Sie enthält antiviral wirksame Kräuter, die vor allem gegen die Herpes-Simplex-Viren wirksam sind. Etwa 80 % aller Menschen tragen die Viren in sich, wobei sie sich meist inaktiv, also in einem Ruhezustand, an den Nervenwurzeln befinden. Die Behandlung ist vor allem erfolgreich, wenn sie frühzeitig beginnt – also schon bei den ersten Symptomen.

KLEINE BRAUNELLE

Die Kleine Braunelle (*Prunella vulgaris*) öffnet ihre blauen Lippenblütchen von Juni bis August. Die Wiesenpflanze wurde früher vor allem zur Wundheilung und zum Gurgeln bei Entzündungen in Mund und Rachen verwendet. Heute weiß man, dass sie neben entzündungshemmenden auch antivirale Eigenschaften besitzt. Daher kommt sie genau wie Salbei und Melisse gegen Herpes-Simplex-Viren zum Einsatz.

70 ml Sonnenblumenöl
60 g Kokosöl
5 g Salbeiblätter, frisch
5 g Zitronenmelisse, frisch
5 g Kleine Braunelle, frisch
6 g Bienenwachs
8 g Lanolin anhydrid
8 ml Herpestinktur 70 % vol (160 Tropfen; aus Salbei- und Melissenblättern sowie den Blütenköpfchen der Braunelle zu gleichen Teilen gefertigt; Hinweise auf Seite 57f.)
optional: 20 Tropfen äth. Teebaum- oder Manukaöl

- Zunächst stellen Sie einen Ölauszug aus Salbei, Melisse und Braunelle her: Lassen Sie die zerkleinerten Kräuter 2 Stunden lang bei 60 °C im Öl ausziehen (Vorgehensweise siehe Seite 42).
- Anschließend Bienenwachs, Lanolin und 100 ml Ölauszug im Wasserbad unter Rühren auf 62 °C erwärmen, bis das Wachs geschmolzen ist.
- Nun aus dem Wasserbad nehmen und rühren, bis die Salbe auf 40 °C abgekühlt ist. Dann können Sie die Herpestinktur und, falls gewünscht, das ätherische Öl einrühren. Es ist vorteilhaft, wenn die Tinktur zuvor auf 40 °C erwärmt wurde.
- Die fertige Salbe in Salbendöschen füllen und vor dem Verschließen abkühlen lassen.

Die Salbe ist mindestens 1 Jahr haltbar.

TEEBAUMÖL-PICKELCREME

Die Teebaumöl-Pickelcreme dient zur Pflege der unreinen Haut. Sie können die Creme auch punktuell verwenden und mehrmals täglich auf Pickel auftupfen. Das enthaltene Kokosöl reduziert die Entzündungsherde, und die ätherischen Öle wirken antibakteriell und desinfizierend. Die Creme eignet sich auch zur Behandlung von Pilzerkrankungen der Haut.

15 g Kokosöl
10 ml Mandelöl
2 g Bienenwachs
5 g Lanolin anhydrid
20 ml Rosenwasser (Hydrolat)
2 g Sheabutter
4 ml Thymiantinktur 70 % vol (80 Tropfen; falls Sie die Tinktur selbst herstellen wollen, beachten Sie die Hinweise auf Seite 57f.)
10 Tropfen äth. Teebaumöl
2 Tropfen äth. Lavendelöl

- Erwärmen Sie Fett- und Wasserphase in 2 separaten Bechergläsern gleichzeitig auf 62 °C: Für die Fettphase wird Bienenwachs, Lanolin und Öl gemischt, die Wasserphase bildet das Rosenhydrolat.
- Dann nehmen Sie die Gläser aus dem Wasserbad und rühren das Rosenhydrolat langsam in die Fettphase ein. Rühren Sie, bis die Creme emulgiert und auf 35 °C abgekühlt ist.
- Dann kommen Sheabutter, Tinktur und die ätherischen Öle dazu. Einige Minuten weiterrühren und die Creme in Döschen abfüllen. Vor dem Verschließen noch einige Stunden „ausschwitzen“ lassen. Die weiche Creme wird beim Abkühlen immer fester.

Im Kühlschrank hält sie etwa 8 Wochen.

TEEBAUMÖL

Der Teebaum (*Melaleuca alternifolia*) stammt aus Australien und kann bis zu 7 m hoch werden. Die Ureinwohner (Aborigines) nutzten die nadelförmigen Blätter zur Wundheilung. Aus den Blättern und Zweigen wird das Teebaumöl destilliert. Es macht Bakterien, Viren und Pilzen den Garaus. Deshalb findet es häufig Anwendung bei Akne, Warzen, Herpesviren, Fußpilz und Nagelpilz. Wenn das Öl unsachgemäß oder zu lange gelagert wird, kann es nach der Anwendung aufgrund von oxidativen Zersetzungsprodukten zu Hautreizungen oder allergischen Reaktionen kommen.

ANTI-ZECKEN-ÖL

Kokosöl ist ein ideales Basisöl für das Anti-Zecken-Öl, denn die darin enthaltene Laurinsäure (60 %!) wird nachweislich von Zecken gemieden. Die hinzugefügten ätherischer Öle mögen die Blutsauger ebenfalls nicht. Tragen Sie das Öl vor dem Spaziergang an den unbedeckten Körperstellen auf die Haut auf. Die Wirkung hält etwa 2 Stunden an, danach einfach wieder neu auftragen.

50 g Kokosöl
8 Tropfen äth. Zitroneneukalyptusöl
8 Tropfen äth. Lemongrasöl
6 Tropfen äth. Rosengeranienöl
6 Tropfen äth. Lavendelöl
6 Tropfen äth. Nelkenöl
6 Tropfen äth. Zedernholzöl

- Kokosöl im Wasserbad auf 35 °C erwärmen und schmelzen lassen. Dann vom Herd nehmen und die ätherischen Öle unterrühren.
- Danach in Salbendöschen füllen, abkühlen lassen und verschließen.

Die Salbe hält sich kühl aufbewahrt mindestens 15 Monate.

Tipp Sie können das Anti-Zecken-Öl auch als Anti-Mücken-Öl einsetzen, denn der kräftige Duft hält auch die lästigen Stechmücken fern.

ZECKEN

Zecken können gefährliche Erkrankungen übertragen, wie beispielsweise die Lyme-Borreliose und die Frühsommer-Meningoenzephalitis (FSME). Sie sitzen selten auf Bäumen, sondern eher in Sträuchern und hohen Gräsern. Deshalb sind vor allem die Beine gefährdet. Lange Hosen und über die Hosenbeine gezogene Socken sind ein guter Schutz. Unbedeckte Körperstellen schützt das Anti-Zecken-Öl. Ein Tipp für eigene Rezepturen: Es gibt noch weitere ätherische Öle, die als Zeckenschreck gelten, nämlich Citronellaöl, Teebaumöl, Thymianöl, Patchouliöl, Pfefferminzöl sowie das aus dem Samen gepresste Schwarzkümmelöl.

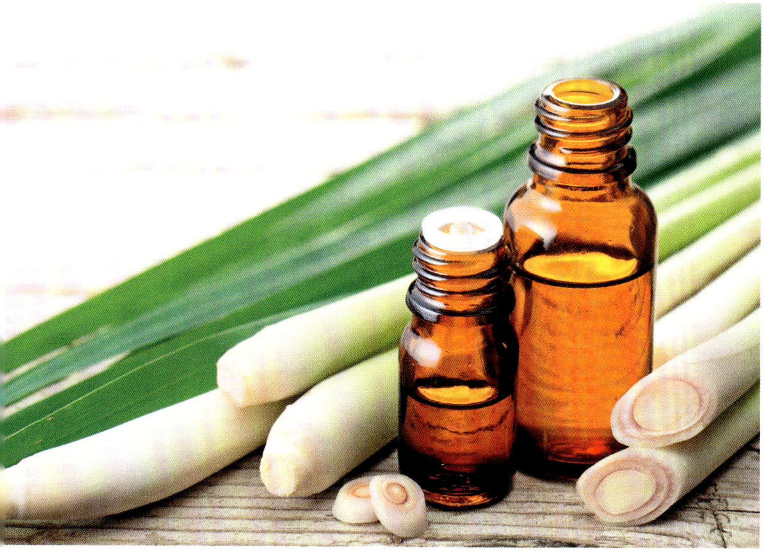

Das aus Lemongras gewonnene ätherische Öl ist hilfreich bei der Abwehr von Stechinsekten.

MOSKITOS ADE!

Sommerzeit ist Mückenzeit! Die Plagegeister können vor allem in den lauen Abendstunden für so manchen unliebsamen Stich sorgen. „Moskitos ade!" enthält eine Komposition ätherischer Öle, die bei den Stechmücken äußerst unbeliebt sind. Tragen Sie das Öl an den unbedeckten Körperstellen auf die Haut auf. Die Wirkung hält nur etwa 1–2 Stunden an, danach einfach wieder neu auftragen.

50 g Kokosöl
10 Tropfen äth. Palmarosaöl
8 Tropfen äth. Zitroneneukalyptusöl
6 Tropfen äth. Lemongrasöl
6 Tropfen äth. Rosmarinöl
6 Tropfen äth. Rosengeranienöl
4 Tropfen äth. Lavendelöl

- Kokosöl im Wasserbad auf 35 °C erwärmen und schmelzen lassen. Dann vom Herd nehmen und die ätherischen Öle unterrühren.
- Danach in Salbendöschen füllen, abkühlen lassen und verschließen.

Die Salbe hält sich kühl aufbewahrt mindestens 15 Monate.

ANTI-MÜCKEN-ÖLE

Die meisten Anti-Mücken-Öle oder -Sprays enthalten den synthetischen Wirkstoff DEET (Diethyltoluamid), den nicht alle vertragen. Ätherische Öle sind demgegenüber deutlich besser verträglich und weniger aggressiv. Vor allem Öle, die den Stoff Geraniol enthalten, können Mücken für eine gewisse Zeit fernhalten. Dieser Stoff ist vor allem in Citronella, Lemongras, Zitroneneukalyptus, Rosengeranie und Palmarosa vorhanden. Es gibt aber noch weitere ätherische Öle, deren Duft Mücken nicht mögen, nämlich Teebaum, Pfefferminze, Rosmarin und Lavendel.

Gutes für Haut und Haar

HANDBALSAM FÜR STRAPAZIERTE HÄNDE

Die Kombination aus Mandelöl, Sheabutter und Ringelblume macht raue, rissige und strapazierte Hände geschmeidig und zart. Außerdem pflegt der Handbalsam Nagelhaut und brüchige Nägel.

65 ml Mandelöl
9 g Ringelblumenblüten, frisch
10 g Bienenwachs
50 g Sheabutter
optional: 6 Tropfen äth. Orangenöl

- Zunächst stellen Sie ein Ringelblumen-Ölmazerat her, indem Sie die Ringelblumen zerkleinern und in Mandelöl einlegen. Erwärmen Sie das Öl auf 60 °C und halten Sie 2 Stunden lang die Temperatur, bevor Sie es filtrieren (Vorgehensweise siehe Seite 42).
- Dann das Bienenwachs und 50 ml Ringelblumen-Mazerat in ein Becherglas geben. Im Wasserbad unter Rühren auf 62 °C erwärmen, bis das Wachs geschmolzen ist. Aus dem Wasserbad nehmen und abkühlen lassen.
- Wenn der Balsam auf 40 °C abgekühlt ist, wird die Sheabutter eingerührt und geschmolzen. Gleichzeitig können Sie, falls gewünscht, das ätherische Öl einrühren.
- Den fertigen Balsam in desinfizierte Salbendöschen oder Gläschen füllen und abkühlen lassen. Erst dann mit einem Deckel verschließen.

Die Haltbarkeit beträgt etwa 1 Jahr.

RINGELBLUMEN ANBAUEN

Wenn Sie die einjährige Ringelblume in ihren Garten holen wollen, dann können Sie sie ab April aussäen. Sie liebt aufgrund ihrer mediterranen Herkunft zwar sonnige Standorte, sollte aber im Wurzelbereich nicht zu trocken stehen. Auf gar keinen Fall will sie stark gedüngt werden, denn dann bildet sie nur wenige Blüten aus. Säen Sie die Ringelblumen am besten dicht in der Reihe, das begünstigt die Blütenbildung: Reihenabstand 30 cm, mit 15 cm Abstand zwischen den einzelnen Pflanzen innerhalb einer Reihe.

WOHLFÜHL-FUSSPFLEGE

Die feine Fettkomposition macht die Haut weich und geschmeidig und beugt bei regelmäßiger Anwendung Hornhaut- und Schrundenbildung vor. Die ätherischen Öle erfrischen und desodorieren Ihre Füße und wirken sanft gegen Fußpilz. Am besten, Sie massieren die Wohlfühl-Fußpflege abends vor dem Schlafengehen direkt nach einem Fußbad in die Haut.

30 g Kokosöl
10 g Jojobaöl
50 g Sheabutter
25 g Kakaobutter
15 Tropfen äth. Rosmarinöl
10 Tropfen äth. Lavendelöl
10 Tropfen äth. Latschenkieferöl

- Zunächst Kokosöl, Jojobaöl und Sheabutter unter Rühren im Wasserbad auf 35 °C erwärmen. Kakaobutter gleichzeitig in einem anderen Gefäß im Wasserbad schmelzen.
- Kakaobutter zu den anderen Ölen geben und dabei mit einem Schneebesen oder Rührgerät unterrühren. Nun können Sie auch die ätherischen Öle beifügen.
- Dann weiterrühren, bis die Wohlfühl-Fußpflege erkaltet und eine homogene sahnige Masse entsteht.
- In Döschen abfüllen.

Mindestens 1 Jahr haltbar.

LATSCHENKIEFERÖL

Die Latschenkiefer (*Pinus mugo*) ist ein kleiner Nadelbaum, der die Gebirgslandschaft der Alpen prägt. Aus seinen Nadeln und Zweigen wird das Latschenkieferöl destilliert. Es regt die Durchblutung der Haut an, weshalb es gerne in Salben verarbeitet wird. Beim Einreiben werden verspannte Muskeln gelockert und Gelenkbeschwerden gelindert. Zudem erfrischt und belebt es müde und strapazierte Füße. Das antiseptische Öl wird auch gern zur Inhalation eingesetzt, da es den festsitzenden Schleim löst und das Abhusten erleichtert.

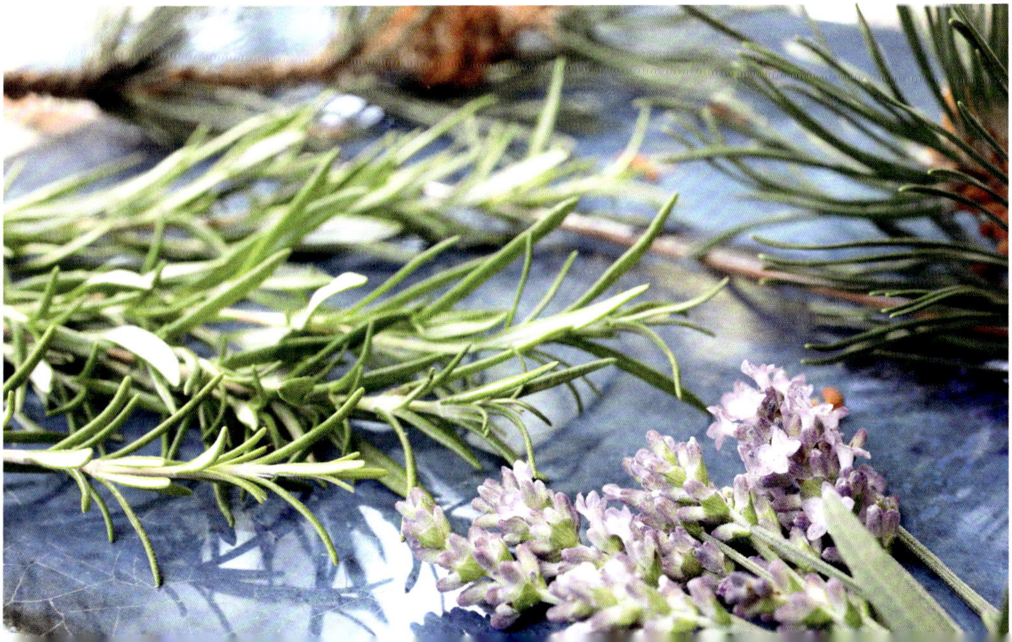

ANTI-SCHWEISSFUSS-SALBE

Die Anti-Schweißfuß-Salbe erfrischt die Füße, hemmt die Schweißbildung und beugt somit schlechten Gerüchen und Fußpilz vor. Massieren Sie damit morgens und vor dem Schlafengehen Ihre Füße.

130 ml Mandelöl
9 g Salbeiblätter, frisch
6 g Ringelblumenblüten, frisch
10 g Bienenwachs
6 g Waldhonig
15 Tropfen äth. Muskatellersalbeiöl
15 Tropfen äth. Rosmarinöl
40 Tropfen Salbeitinktur 70 % vol (2 ml)
10 Tropfen Propolistinktur 70 % vol
(Falls Sie die Tinktur selbst herstellen wollen, beachten Sie die Hinweise auf Seite 57f.)

- Nach den Vorgaben des Grundrezeptes für Heißauszüge auf Seite 42 lassen Sie die kleingeschnittenen Kräuter 2 Stunden lang im Öl ausziehen. Sie können aber auch das Grundrezept für Warmauszüge (Seite 39f.) anwenden.
- Nach dem Abfiltern der Heilkräuter wird das Öl mit dem Bienenwachs auf 62 °C erwärmt. Sobald das Wachs geschmolzen ist, vom Herd nehmen und auf 40 °C abkühlen lassen.
- Jetzt rühren Sie den Honig ein, und zum Schluss folgen dann die Tinkturen und die ätherischen Öle.
- In Salbendöschen füllen, aushärten lassen und verschließen.

Mindestens 10 Monate haltbar.

SALBEI

Der Salbei (*Salvia officinalis*) stammt aus dem Mittelmeerraum und kam im 8. Jahrhundert mit den Benediktinermönchen zu uns über die Alpen. Aus den Klostergärten fand er rasch Eingang in die Gärten der Bauern. Die beliebte Heilpflanze wird vielseitig eingesetzt: Sie hilft bei Entzündungen in Mund- und Rachenraum, fördert die Verdauung und mindert übermäßige Schweißbildung. Die schweißhemmende Wirkung des Salbeis kommt nicht nur bei der innerlichen Anwendung zur Geltung, sondern auch nach Waschungen oder durch Salben. Außerdem nutzt man äußerlich die antiseptischen und entzündungshemmenden Eigenschaften.

KLETTENWURZELÖL

Das Klettenwurzelöl eignet sich hervorragend zur Behandlung aller Probleme mit trockener, schuppender oder juckender Haut. Traditionell wird es vor allem als Haaröl eingesetzt, für eine Haarwurzelkur oder eine Kopfhautmassage. Bei trockenem Haar eignet es sich auch zur Haarspitzenpflege. Man traute dem Öl früher sogar eine haarwuchsfördernde Wirkung zu.

70 ml Oliven- oder Sesamöl
30 g Kokosöl
30 g frische oder 20 g getrocknete Klettenwurzeln

- Zunächst stellen Sie aus den zerkleinerten Klettenwurzeln einen Ölauszug her: Lassen Sie die Wurzelstückchen 2 Stunden lang bei 55 °C in Olivenöl und Kokosöl ausziehen (Vorgehensweise siehe Seite 42).
- Dann lassen Sie das Mazerat nochmals 1 Tag an einem warmen Ort durchziehen, bevor Sie abfiltern.
- In Fläschchen abfüllen und lichtgeschützt lagern.

Mindestens 1 Jahr haltbar.

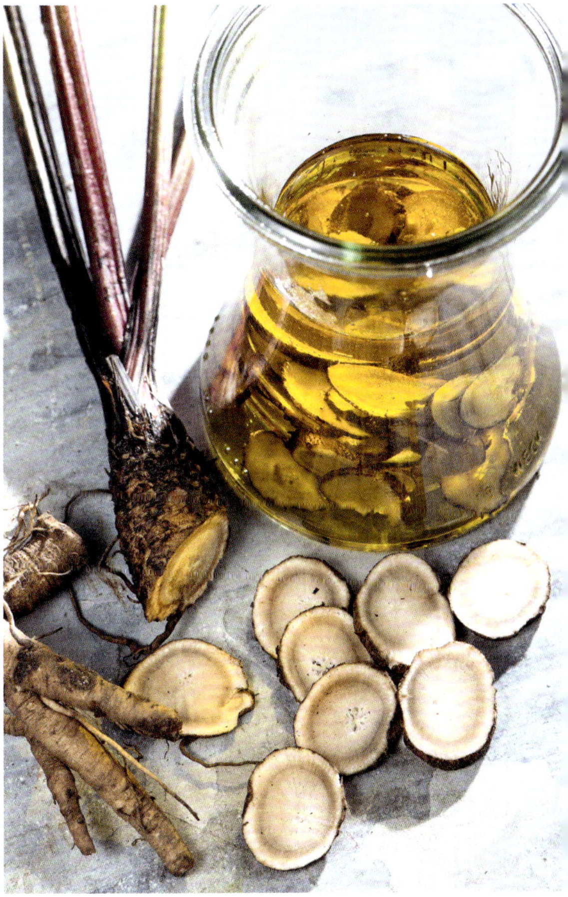

KLETTENWURZEL

Für medizinische Zwecke wird meist die Wurzel der Großen Klette (*Arctium lappa*) genommen, aber auch die Wurzel der Kleinen Klette (*Arctium minus*) ist wirksam. Die Wurzel hat innerlich eingenommen zahlreiche medizinische Wirkungen: Sie gilt unter anderem als entzündungshemmend, harntreibend und gallenflussfördernd. In der Volksmedizin hat die Wurzel eine lange Tradition bei allen Beschwerden der Haut. Außerdem galt sie schon immer als Haarwuchsmittel. Die Klettenfrüchte, die sich gerne an Kleidung und Tierfelle heften, waren übrigens das Vorbild bei der Erfindung des Klettverschlusses.

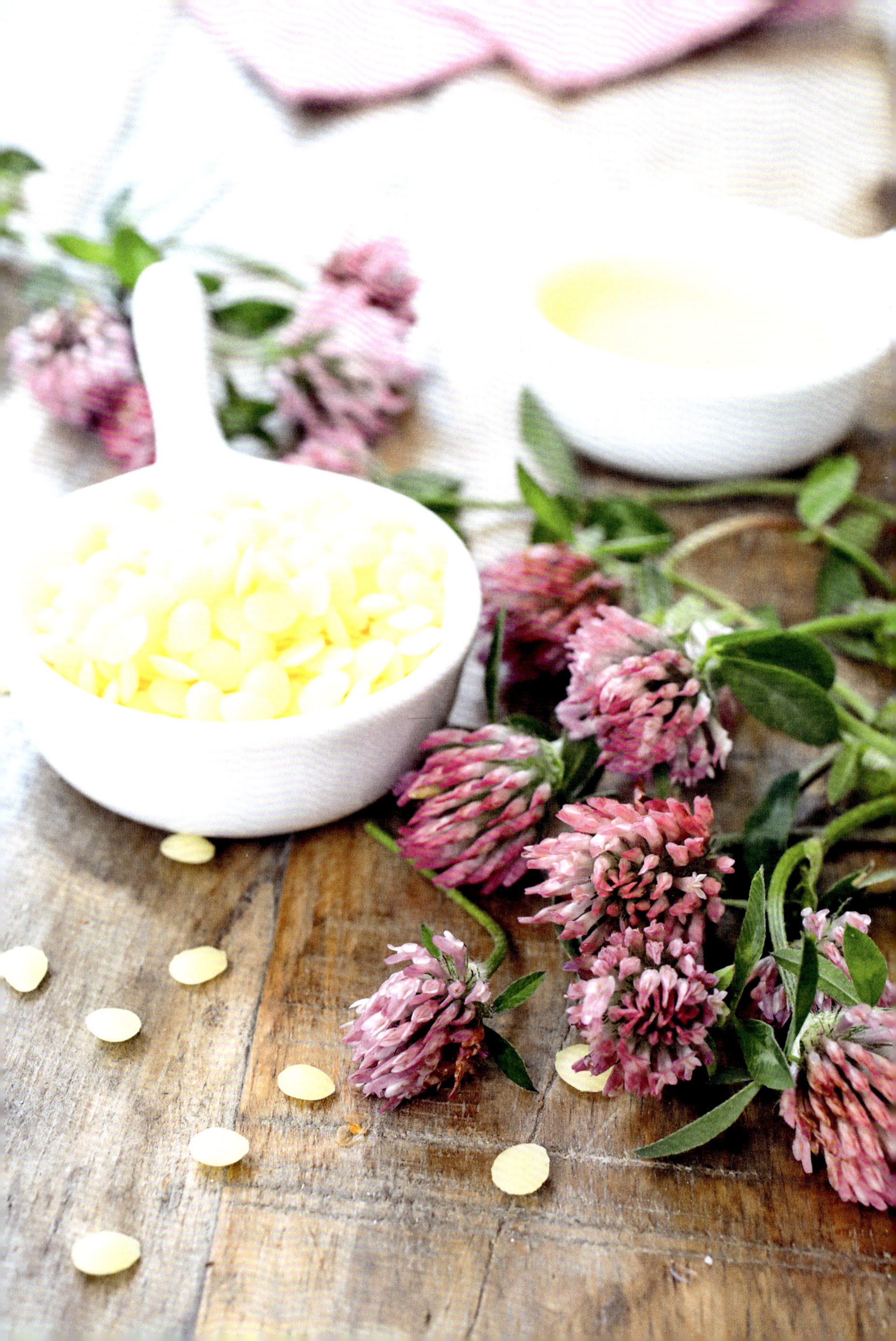

ROTKLEECREME

Die Wirkstoffe des isoflavonhaltigen Rotklees aktivieren den Zellstoffwechsel der Haut und regenerieren die Hautzellen. Regelmäßige Massagen mit Rotkleecreme straffen und glätten die Haut und wirken somit Hautalterung und Faltenbildung entgegen.

35 ml Mandelöl
35 ml Jojobaöl
10 g frische oder 5 g getrocknete Rotkleeblüten
6 g Bienenwachs
15 g Lanolin anhydrid
30 ml Rotkleetinktur 70 % vol (falls Sie die Tinktur selbst herstellen wollen, beachten Sie die Hinweise auf Seite 57f.)
20 ml Rosenhydrolat
6 g Sheabutter
2 Tropfen äth. Rosenöl

- Zunächst stellen Sie ein Ölmazerat aus Rotkleeblüten her: Lassen Sie die zerkleinerten Blüten 2 Stunden lang bei 60 °C im Öl ausziehen (Vorgehensweise siehe Seite 42).
- Dann Bienenwachs, Lanolin und 50 ml Rotkleemazerat in ein Becherglas geben (Fettphase). Für die Wasserphase werden in ein separates Becherglas Rotkleetinktur und Rosenhydrolat eingefüllt. Erwärmen Sie beide Gläser auf 62 °C, bis das Wachs geschmolzen ist. Orientieren Sie sich am Grundrezept für Cremes (Seite 57f.).
- Dann rühren Sie die Wasserphase langsam in die Fettphase ein, bis die Creme zu einer homogenen Masse emulgiert. Weiterrühren, bis die Creme auf 40 °C abgekühlt ist.
- Nun rühren Sie Sheabutter, und das ätherische Rosenöl unter. Noch einige Minuten weiterrühren.
- In Döschen abfüllen und kühl aufbewahren.

Innerhalb von 3 Monaten verbrauchen.

Tipp Sie können zur Wirkungsverstärkung 10 ml Nachtkerzenöl beigeben. Dieses wertvolle „Anti-Aging-Hautöl“ kann zusammen mit der Sheabutter eingerührt werden.

ROTKLEE

Der Rotklee (*Trifolium pratense*), manchmal auch Wiesenklee genannt, ist reich gesegnet mit Isoflavonen. Isoflavone sind östrogenähnliche Stoffe, weshalb der Rotklee zu einer wichtigen Heilpflanze der Frauenheilkunde geworden ist. Er wird vor allem in den Wechseljahren eingesetzt – seine positive Wirkung konnte in der Universitätsklinik für Frauenheilkunde in Wien eindeutig belegt werden.

Gesundheit für Herz und Venen

CREME FÜR DAS NERVÖSE HERZ

Diese Creme lindert Stress und vegetative Herzbeschwerden wie Herzklopfen und Herzangst. Sie ist auch hilfreich bei Einschlafstörungen, Prüfungsangst und nervöser Unruhe. Sie können die Creme im Brustbereich sanft einmassieren. Sie wirkt entspannend und ausgleichend, und der angenehme Duft legt sich wie eine Schutzhülle um Sie.

45 ml Mandelöl
20 ml Jojobaöl
je 4 g frische Lavendel- und Rosenblüten (Duftrosen)
6 g Bienenwachs
15 g Lanolin anhydrid
30 ml Rosenhydrolat
20 ml Lavendeltinktur 40 % vol (falls Sie die Tinktur selbst herstellen wollen, beachten Sie die Hinweise auf Seite 57f.)
6 g Sheabutter
5 Tropfen äth. Lavendelöl
2 Tropfen äth. Rosenöl
optional: 1 Tropfen äth. Melissenöl

- Stellen Sie ein Lavendel-Rosen-Mazerat her, indem Sie die Lavendel- und Rosenblüten zerkleinern und in Mandel- und Jojobaöl einlegen. Nach 3–6 Tagen wird abgesiebt und abgepresst (Vorgehensweise siehe Seite 39f.).
- Geben Sie nun Bienenwachs, Lanolin und 45 ml Ölmazerat in ein Becherglas (Fettphase). Für die Wasserphase werden in einem separaten Becherglas Hydrolat und Tinktur gemischt. Beide Gläser erwärmen Sie auf 62 °C, bis das Wachs geschmolzen ist (siehe Grundrezept für Cremes, Seite 56f.).
- Dann rühren Sie die Wasserphase langsam in die Fettphase ein, bis alles zu einer homogenen Masse emulgiert. Weiterrühren, bis die Creme auf 40 °C abgekühlt ist.
- Dann geben Sie Sheabutter und ätherische Öle dazu und rühren einige Minuten weiter. In Döschen abfüllen und vor dem Verschließen abkühlen lassen.

Kühl aufbewahrt hält die Creme 3 Monate.

ROSENDUFT

In der Aromatherapie setzt man vor allem die Blüten der historischen Duftrosen ein. Dazu gehören beispielsweise die Damaszener-Rose (*Rosa x damascena*) und die Essig-Rose (*Rosa gallica*). Von diesen duftenden historischen Rosen gibt es zahlreiche Züchtungen, die auch in unseren Gärten wunderbar gedeihen.

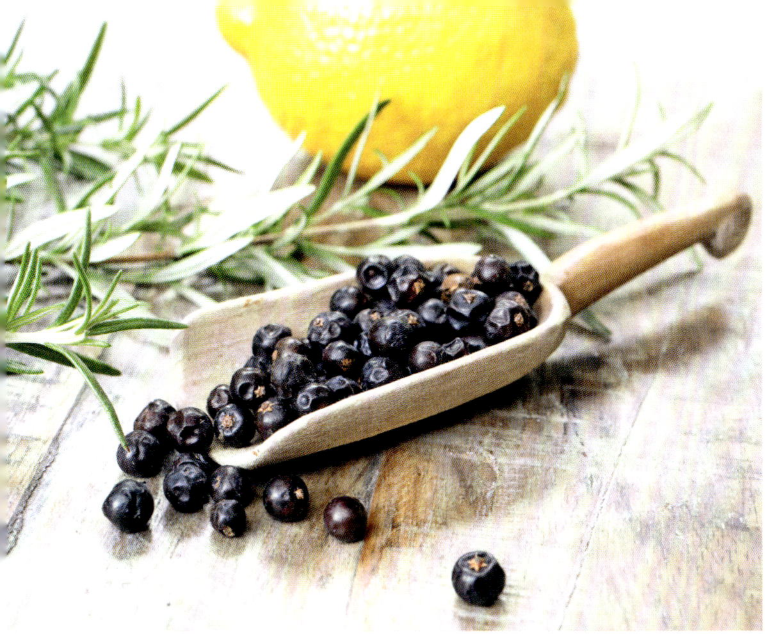

KÖRPERÖL FÜR SCHWACHEN BLUTDRUCK

Das blutdrucksteigernde Körperöl wird am besten morgens nach dem Duschen angewendet. Es wirkt belebend und bringt den Kreislauf in Schwung. Dafür sorgen die kreislauftonisierenden ätherischen Öle.

70 ml Mandelöl
30 ml Jojobaöl
14 g Rosmarinblätter, frisch
6 g Wacholderbeeren
6 Tropfen äth. Zitronenöl
6 Tropfen äth. Kampferöl
3 Tropfen äth. Rosmarinöl

- Nach den Vorgaben des Grundrezeptes für Warmauszüge auf Seite 39f. legen Sie den kleingeschnittenen Rosmarin und die gemörserten Wacholderbeeren in Öl und lassen sie darin 3–6 Tage ausziehen. Falls Sie keinen frischen Rosmarin zur Verfügung haben, können Sie alternativ die halbe Menge getrocknet verwenden. Nach der Auszugszeit wird das Öl abgefiltert.
- Dann fügen Sie dem Mazerat die ätherischen Öle zu und schütteln das Gemisch gut durch.

Dunkel gelagert hält es mindestens 1 Jahr.

Tipp Auch Wechselduschen regen die Durchblutung und den Kreislauf an.

ROSMARIN ALS JUNGBRUNNEN

Im Mittelalter war der kreislaufanregende Rosmarin als „Anti-Aging-Mittel“ bekannt. So schildert es zumindest die Legende der Königin von Ungarn: Die 72-jährige, sehr gebrechliche Königin erhielt von einem Eremiten eine Wundermedizin. Sie nahm das alkoholische Rosmarindestillat ein und wusch sich außerdem täglich damit. Innerhalb kürzester Zeit gesundete die alte Regentin nicht nur – sie verjüngte sich dermaßen, dass der junge König von Polen um ihre Hand anhielt. Sie lehnte jedoch die Hochzeit ab und begab sich ins Kloster, hielt sie doch den Eremiten, der ihr das wohltätige Elixier brachte, für einen von Christus gesandten Engel. Mit dieser Marketing-Geschichte wurde das „Wasser der Königin von Ungarn“ später, im 16. und 17. Jahrhundert, ein unglaublicher Verkaufsschlager.

EINREIBUNG FÜR ARTERIELLE DURCHBLUTUNGSSTÖRUNGEN

Die Einreibung eignet sich zur Unterstützung der Behandlung arterieller Durchblutungsstörungen in Armen und Beinen. Die eingesetzten Heilpflanzen und ätherischen Öle regen die Durchblutung an und lindern die Schmerzen, die bei verminderter Durchblutung der Muskulatur auftreten. Mit dem Öl werden die betroffenen Gliedmaßen mehrmals täglich sanft eingerieben.

45 ml Johanniskraut-Lavendel-Öl (siehe Seite 93)
15 ml Jojobaöl
3 g Rosmarinblätter, getrocknet
3 g Angelikawurzel (Engelwurz), getrocknet
10 Tropfen äth. Ylang-Ylang-Öl
8 Tropfen äth. Zitronenöl
6 Tropfen äth. Cajeputöl

- Nach den Vorgaben des Grundrezeptes für Warmauszüge auf Seite 39f. legen Sie die zerkleinerten Heilkräuter in das Johanniskraut-Lavendel-Öl und lassen sie darin 3–6 Tage ausziehen.
- Nach der Auszugszeit wird das Öl abgefiltert. Dann fügen Sie dem Mazerat die ätherischen Öle zu und schütteln das Gemisch gut durch.

Mindestens 1 Jahr haltbar.

YLANG-YLANG

Die Blüten des in Indonesien beheimateten Ylang-Ylang-Baumes (*Cananga odorata*) duften wunderbar blumig. Das daraus gewonnene ätherische Öl ist in der Parfümindustrie sehr beliebt. Aufgrund seines sinnlichen Dufts wird das Öl als Aphrodisiakum eingesetzt. Es wirkt aber auch medizinisch: So steht es beispielsweise im Ruf, die Gefäßwände zu entspannen und somit den Blutdruck zu senken. Außerdem gilt es als schmerzlindernd und krampflösend, und es fördert in unserem Körper die Serotoninausschüttung.

DURCHBLUTUNGSSTÖRUNGEN

Für den gestörten Blutfluss sind verengte Blutgefäße verantwortlich. Meist verengen sich die Schlagadern durch Arteriosklerose. Die Gliedmaßen (in der Regel sind die Beine betroffen) werden dann nicht mehr gut mit Nährstoffen und Sauerstoff versorgt. Man spricht von einer peripheren arteriellen Verschlusskrankheit. Typische Symptome sind Taubheitsgefühl sowie kalte und schmerzende Gliedmaßen. Lassen Sie die Symptome unbedingt ärztlich abklären!

KNOBLAUCHÖL

Das Knoblauchöl ist nicht zur Massage gedacht, sondern für Ihren Speiseplan. Bluthochdruck tritt häufig in Kombination mit erhöhten Blutfettwerten auf, und Knoblauch hat ein gutes blutfettsenkendes Potenzial. Bluthochdruck ist ein Risikofaktor für die Entstehung einer Arteriosklerose. Außerdem wirkt Knoblauch antibakteriell und antimykotisch.

250 ml Olivenöl
40 g frische Knoblauchzehen (geschält)

- Nach den Vorgaben des Grundrezeptes für Warmauszüge auf Seite 39f. legen Sie die geschälten und kleingeschnittenen Knoblauchzehen in Öl und lassen sie darin 3–6 Tage in einem dunklen Behälter ausziehen.
- Nach der Auszugszeit wird das Öl abgefiltert und möglichst in dunklen Flaschen aufbewahrt. Nehmen Sie davon täglich 1 EL auf Brot oder im Salat zu sich.

Tipp Nicht nur über die Ernährung lassen sich die Risikofaktoren minimieren. Wichtig ist es auch, regelmäßig Sport zu treiben und Stress zu reduzieren.

EMPFEHLENSWERTE LEBENSMITTEL

Zahlreiche Lebensmittel haben ein blutfettsenkendes Potenzial. Dazu gehören Artischocken, Avocados, Bärlauch, Zwiebeln, Knoblauch, Olivenöl, Haferflocken, Flohsamen, Hibiskusblütentee und Omega-3-Fettsäuren, wie sie z. B. im Leinöl vorkommen. Außerdem haben die meisten essbaren Wildpflanzen einen positiven Einfluss auf die Blutfettwerte. Integrieren Sie also solche Lebensmittel vermehrt in Ihren Speiseplan!

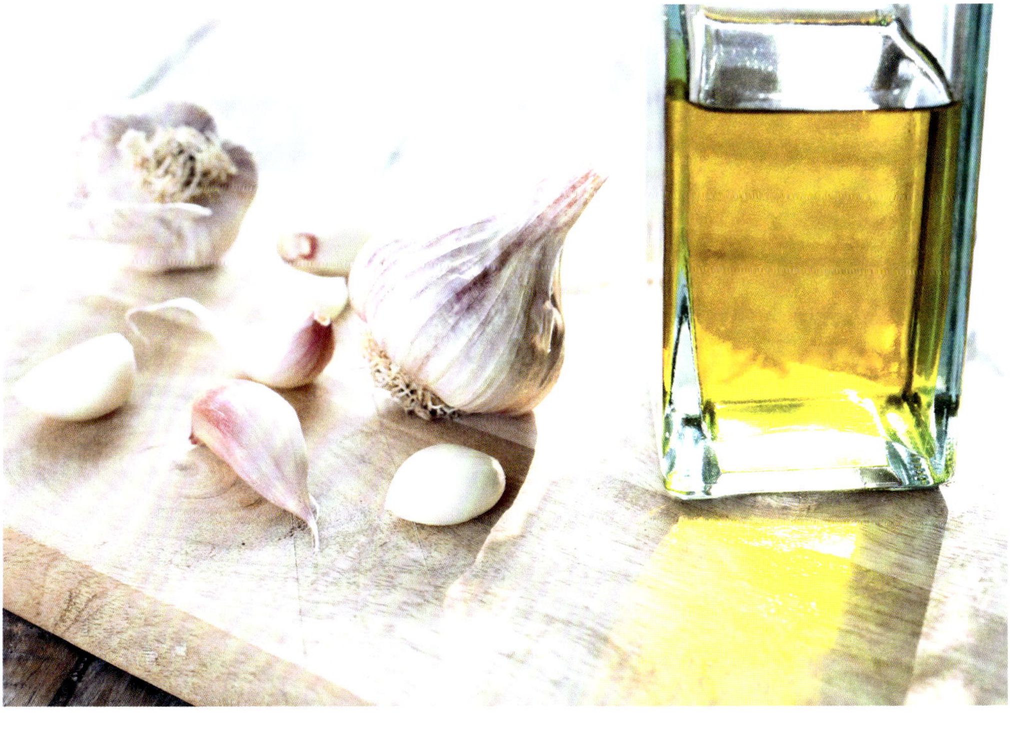

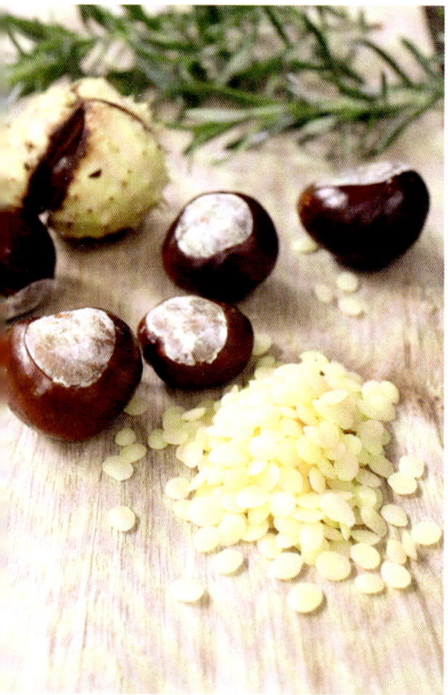

ROSSKASTANIEN-VENENCREME

Die venenstärkende Rosskastaniencreme ist eine erfrischende Wohltat für müde, schwere und geschwollene Beine. Sie eignet sich auch zur Behandlung von Krampfadern. Die venenstärkenden Wirkstoffe der Kastanie werden durch die der ätherischen Öle ergänzt und verstärkt. Massieren Sie mit der Creme täglich Ihre Beine von unten nach oben.

50 ml Olivenöl
2 frische Kastanien (ca. 25 g)
4 g Bienenwachs
15 g Lanolin anhydrid
40 ml Rosskastanientinktur 40 % vol (falls Sie die Tinktur selbst herstellen wollen, beachten Sie die Hinweise auf Seite 57f.)
4 g Sheabutter
10 Tropfen äth. Rosmarinöl
6 Tropfen äth. Zitronenöl
4 Tropfen äth. Zypressenöl
4 Tropfen äth. Wacholderbeeröl

- Zunächst stellen Sie das Rosskastanien-Ölmazerat her, indem Sie die Kastanien im Mixer zerkleinern und 3–6 Tage an einem warmen Ort im Olivenöl ausziehen (Vorgehensweise siehe Seite 39f.).
- Anschließend geben Sie 40 ml Rosskastanienöl in ein Becherglas und erhitzen darin Bienenwachs und Lanolin auf 62 °C, bis alles geschmolzen ist. Parallel dazu erhitzen Sie in einem anderen Becherglas die Tinktur auf 62 °C. Gießen Sie die Tinktur (Wasserphase) langsam unter beständigem Rühren in die Öl-Wachs-Mischung (Fettphase), sodass die Mischung emulgiert (siehe Grundrezept für Cremes, Seite 56f.).
- Die Creme so lange rühren, bis sie auf 40 °C abgekühlt ist. Jetzt Sheabutter und ätherische Öle dazugeben und noch einige Minuten weiterrühren.
- In Cremedöschen füllen, abkühlen lassen und verschließen.

Kühl aufbewahrt hält die Creme 2–3 Monate.

ROSSKASTANIE

Die Rosskastanie (*Aesculus hippocastanum*) hat große, glänzend braune Samen, die von Kindern gerne als Bastelmaterial gesammelt werden. Darin sind verschiedene Triterpen-Saponine enthalten, die für ihre gefäßabdichtende Wirkung bekannt sind. Für die innerliche Anwendung gibt es zahlreiche standardisierte Rosskastanienpräparate.

STEINKLEE-VENENBALSAM

Der Steinklee-Venenbalsam wird als Einreibung eingesetzt bei chronischer Venenschwäche und bei Krampfadern. Er tut gut bei müden und schmerzenden Beinen und hilft auch bei Prellungen und Verstauchungen. Der cumarinreiche Steinklee ist eine traditionelle Heilpflanze zur Behandlung von Venenleiden.

70 ml Sesamöl
10 g Steinklee, frisch (während der Blüte)
5 g Bienenwachs
15 g Sheabutter
5 Tropfen äth. Zypressenöl
5 Tropfen äth. Grapefruitöl
5 ml Rosskastanientinktur oder ersatzweise 5 ml Hamamelistinktur 40 % vol (100 Tropfen; falls Sie die Tinktur selbst herstellen wollen, beachten Sie die Hinweise auf Seite 57f.)

- Zunächst stellen Sie ein Steinklee-Ölmazerat her, indem Sie den Steinklee zerkleinern und anschließend 3–6 Tage lang an einem warmen Ort im Sesamöl ausziehen (Vorgehensweise siehe Seite 39).
- Anschließend Bienenwachs und 50 ml Steinklee-Mazerat in ein Becherglas geben. Im Wasserbad unter Rühren auf 62 °C erwärmen, bis das Wachs geschmolzen ist. Aus dem Wasserbad nehmen und abkühlen lassen.
- Wenn der Balsam auf 40 °C abgekühlt ist, wird die Sheabutter eingerührt und geschmolzen.
- Dann geben Sie noch das ätherische Öl und die Tinktur dazu. Das Ergebnis wird besser, wenn Sie die Tinktur vor dem Einrühren auf 40 °C erwärmen.
- Den fertigen Balsam in sterile Salbendöschen abfüllen und abkühlen lassen. Erst dann verschließen.

Mindestens 1 Jahr haltbar.

STEINKLEE

Der gelb blühende Echte Steinklee (*Melilotus officinalis*), auch Honigklee genannt, enthält Cumarine. Diese verändern sich beim Trocknen enzymatisch und entfalten dann ihren wunderbaren Duft. Die Cumarinverbindungen wirken antiödematös und entzündungshemmend. Außerdem verbessert Steinklee den Lymphfluss. Medizinisch verwendet wird auch der Hohe Steinklee (*Melilotus altissimus*).

Balsam für Seele und Nerven

MASSAGEÖL „SLEEP WELL“

„Sleep well“ ist ein beruhigendes und entspannendes Massageöl. Die Düfte von Lavendel, Rose, Vanille und Neroli wirken ausgleichend und unterstützen einen erholsamen Schlaf. Nutzen Sie das wohltuende Öl als Einreibung, Brustkompresse oder auch für die Fußmassage.

70 ml Mandelöl
30 ml Jojobaöl
je 4 g Lavendel- und Rosenblüten, getrocknet (von Duftrosen)
5 g Vanilleschote
6 Tropfen äth. Orangenöl
6 Tropfen äth. Lavendelöl
6 Tropfen äth. Neroliöl
1–2 Tropfen äth. Rosenöl

NEROLIÖL

Neroliöl wird aus den weißen Blüten der Pomeranze (*Citrus aurantium*) gewonnen. Diese Bitterorange wird vor allem in Nordafrika kultiviert. Das Neroliöl zählt zu den wertvollsten ätherischen Ölen, da man für nur 1 g Neroliöl 1 kg handgepflückte Blüten benötigt. Der blumige Duft des Neroliöls wird vor allem bei Schlafstörungen, Ängsten, Schockzuständen sowie bei Panikattacken empfohlen.

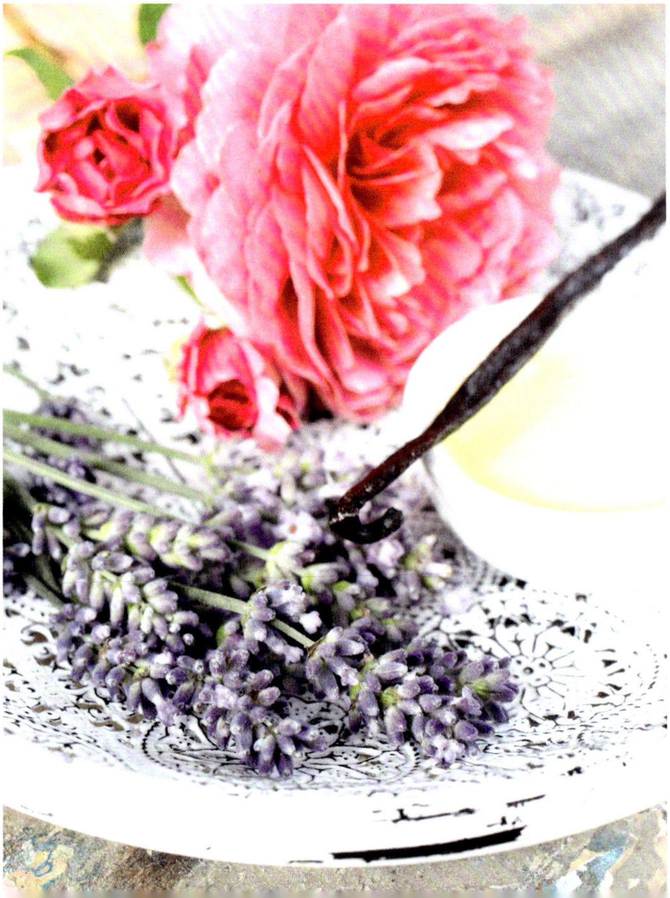

- Lavendel- und Rosenblüten sowie Vanilleschote zerkleinern und nach den Vorgaben des Grundrezeptes für Heißauszüge auf Seite 42 in Mandel- und Jojobaöl ausziehen lassen, am besten bei 55 °C ca. 2 Stunden lang. Sie können den Ölauszug auch traditionell nach der Warmmethode (Seite 39f.) durchführen.
- Nach der Auszugszeit wird das Öl abgefiltert. Wenn es auf 35 °C abgekühlt ist, können Sie die ätherischen Öle untermischen.

In dunkle Fläschchen abgefüllt ist das Öl 10–12 Monate haltbar.

AROMAÖL-ROLLER

Auf der Basis von Jojobaöl können Sie ein Aromaöl herstellen, das Sie in kleine Roll-on-Fläschchen (10 ml) abfüllen und somit jederzeit unterwegs anwenden können. Die beigefügten ätherischen Öle bestimmen die Wirkung des Rollers. Nutzen Sie die vorgeschlagenen Öle oder daraus hergestellte Mischungen. Das Öl kann an Schläfen oder auf dem Handgelenk aufgebracht werden, oder Sie schnuppern einfach nur daran.

10 ml Jojobaöl
10–12 Tropfen ätherische Öle je nach gewünschter Wirkung (siehe unten)

- Jojobaöl und die ätherischen Öle in die Roll-on-Flasche geben und gut durchschütteln.

Mindestens 15 Monate haltbar.

BEISPIELE FÜR ÖLMISCHUNGEN

- **Konzentrationsfördernd:** Bergamotte, Grapefruit, Pfefferminze, Rosmarin, Ysop, Zitrone
- **Beruhigend:** Lavendel, Mandarine, Melisse, Neroli, Orange, Rose, Rosengeranie, Römische Kamille, Sandelholz
- **Stimmungsaufhellend:** Bergamotte, Lavendel, Orange, Muskatellersalbei, Rose, Neroli, Vanille
- **Belebend:** Grapefruit, Lemongras, Rosmarin, Zitrone
- **Sinnlich:** Jasmin, Rose, Sandelholz, Ylang-Ylang, Zimt

Für die Kleinen

BRUSTSALBE FÜR KINDER

Die mild wirkende Brustsalbe beruhigt die Bronchien und befreit die Atemwege. Dazu wird sie sanft auf Brust und Rücken eingerieben. Die Wirkung kann durch ein angewärmtes Tuch verstärkt werden, das nach der Einreibung über die Brust gelegt wird. Durch ihre sanfte Wirksamkeit ist die Salbe ideal für Kinder.

110 g Kokosöl
6 g Anisfrüchte
6 g Fenchelfrüchte
5 g Fichtenharz
8 Tropfen äth. Lavendelöl
2 Tropfen äth. Fichtennadelöl

- Kräuter und Harz im Mörser oder Mixer zerkleinern und zusammen mit dem Öl im Wasserbad bei 60 °C für 2 Stunden ausziehen lassen (Vorgehensweise siehe Seite 42). Durch ein sehr feines Sieb abfiltern und abkühlen lassen.
- Wenn die Temperatur von 35 °C erreicht ist, können Sie die ätherischen Öle einrühren. Die Salbe wird nun in Döschen gefüllt und erst nach völligem Erkalten verschlossen.

Mindestens 1 Jahr haltbar.

ANIS

Die kümmelähnlich aussehenden Früchte des weiß blühenden Doldenblütlers Anis (*Pimpinella anisum*) enthalten sehr viel ätherisches Öl mit schleimlösenden und auswurffördernden Eigenschaften. Da auch verdauungsfördernde und blähungswidrige Wirkungen vorhanden sind, nimmt man sie auch gerne als Gewürz für Backwaren und Spirituosen (Ouzo, Raki).

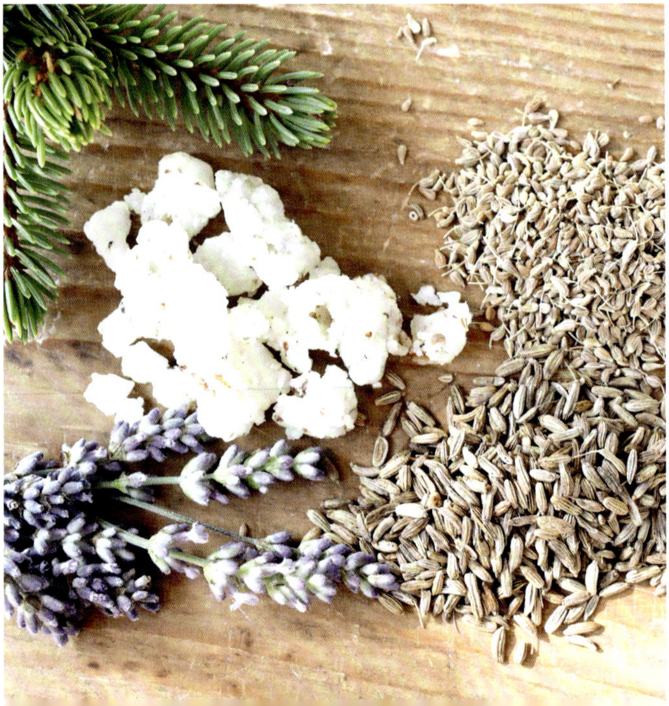

VORSICHTSMASSNAHMEN BEI KINDERN

Nicht alle ätherischen Öle eignen sich für Babys und Kleinkinder, denn sie können Verkrampfungen und Atemnot auslösen (Kehlkopfkrampf): Es geht vor allem um die stark reizenden ätherischen Öle wie Eukalyptus, Kampfer, Pfefferminze (Menthol) und Thymian (Thymol). Diese Öle sind für Kinder unter 2 Jahre tabu! Sanft wirksame Öle wie Lavendel, Kümmel oder Fenchel werden bei Kleinkindern nur in niedrigen Dosierungen eingesetzt (0,5%ig). Um sicherzugehen, sollten Sie in den ersten beiden Lebensjahren ätherische Öle sowie Produkte, die ätherische Öle enthalten, nur in Absprache mit Ihrem Arzt oder Heilpraktiker anwenden.

ENGELWURZ-SCHNUPFENSALBE

Die Engelwurz-Schnupfensalbe eignet sich insbesondere für Kleinkinder und Babys. Sie wirkt abschwellend, antibakteriell und schleimlösend. Außerdem pflegt sie die gereizte Schnupfennase. Die Salbe wird dünn außen auf die Nasenflügel und im Bereich der Nasenlöcher aufgetragen.

80 ml Sesamöl oder Johanniskraut-Lavendel-Öl (Seite 93)
40 g Kokosöl
15 g getrocknete oder 25 g frische Engelwurzwurzel
8 g Bienenwachs
optional: 4 Tropfen äth. Majoranöl

- Nach den Vorgaben des Grundrezeptes für Heißauszüge auf Seite 42 geben Sie die gut zerkleinerte Engelwurzwurzel ins Öl und lassen das Ganze im Wasserbad bei 60 °C für 2 Stunden ausziehen. Dann vom Herd nehmen und noch 30 Minuten ziehen lassen.
- Das abgefilterte Engelwurz-Mazerat dann im Wasserbad auf 62 °C erwärmen. Das Bienenwachs einschmelzen und unter Rühren abkühlen lassen.
- Wenn das Öl auf 35 °C abgekühlt ist, wird, falls gewünscht, das ätherische Öl untergerührt. Anschließend in Salbendöschen abfüllen, abkühlen lassen und verschließen.

Mindestens 1 Jahr haltbar.

Tipp Der Majoran-Nasenbalsam auf Seite 74 eignet sich ebenfalls für kleine Kinder.

ENGELWURZ

Die zweijährige Engelwurz (*Angelica archangelica*) ist eine imposante Staude, die bis zu 2 m hoch werden kann. Ihren Namen verdankt sie einer christlichen Legende: Der Erzengel Raphael soll sie gebracht haben, um die Menschen vor der Pest zu retten. Durch die enthaltenen Bitterstoffe und ätherischen Öle wirkt die Engelwurz vor allem verdauungsfördernd und krampflösend. Äußerlich angewendet fördern die Inhaltstoffe den Lymphabfluss.

BALSAM FÜR ROTE NASEN

Dieser Balsam enthält wundheilungsfördernde und entzündungshemmende Zutaten wie Sheabutter und Lavendelöl. Deshalb ist er ideal für die wunde und gerötete Haut rund um die Nase. Er beruhigt aber auch wunderbar trockene, geschwollene oder gereizte Nasenschleimhäute am Naseneingang. Der sehr milde Balsam ist auch für kleine Kinder geeignet.

30 g Kokosöl
20 g Sheabutter
4 Tropfen äth. Lavendelöl

- Erwärmen Sie die Fette im Wasserbad auf 35 °C.
- Ätherisches Öl einrühren und in Salbendöschen füllen. Aushärten lassen und verschließen.

Mindestens 1 Jahr haltbar.

Tipp Der Balsam eignet sich auch wunderbar zur Pflege von Händen und Füßen, da er die Haut weich und geschmeidig macht.

SHEABUTTER

Der Karitébaum (*Vitellaria paradoxa*), auch Afrikanischer Butterbaum genannt, ist im tropischen Afrika zu Hause. Aus den Fruchtkernen (Kariténüsse) wird die sogenannte Sheabutter gewonnen. Sie enthält sehr viele heilkräftige Fettbegleitstoffe, wie beispielsweise Triterpene, Phytosterole, Carotinoide, Vitamin E oder Allantoin. Deshalb hat die Butter nicht nur eine hautpflegende, sondern auch eine wundheilende und entzündungshemmende Wirkung. Traditionell durften die Früchte einst nur von Frauen geerntet und verarbeitet werden: Die Frauen des Dorfes versammelten sich gemeinsam zur Ernte und kümmerten sich auch um das Zerstampfen der Nüsse und das Auswaschen der Sheabutter.

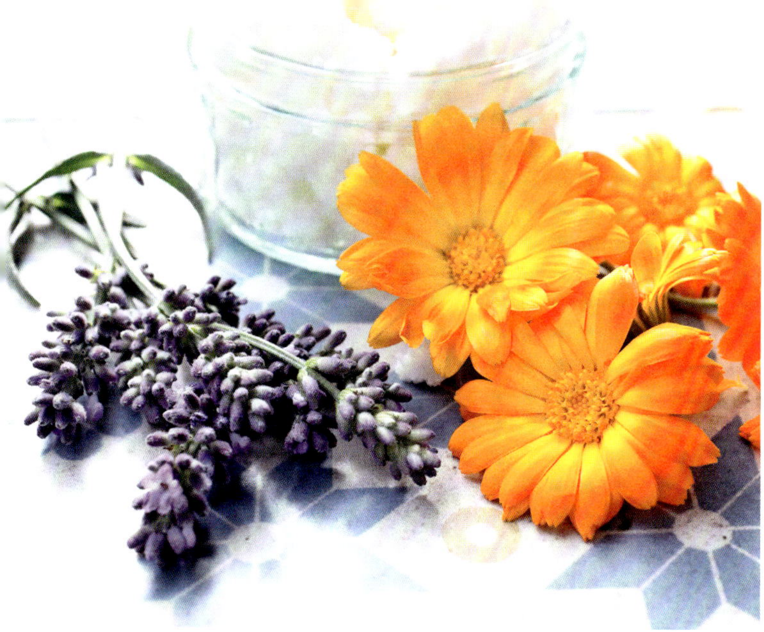

RINGELBLUMEN-BABYBALSAM

Fast jedes Baby hat irgendwann einen geröteten oder wunden Po. Vor allem im Windelbereich kommt es vor, dass die Haut gereizt ist. Der Babybalsam schützt und pflegt die empfindliche Babyhaut. Sheabutter, Ringelblumen und Lavendel sind für ihre reizlindernden und wundheilenden Kräfte bekannt. Das Rezept kann auch mit der halben Menge getrockneter Kräuter ausprobiert werden.

65 ml Mandelöl
30 g Kokosöl
8 g Ringelblumenblüten, frisch
6 g Lavendelblüten, frisch
10 g Bienenwachs
25 g Sheabutter
optional: 5 Tropfen äth. Lavendelöl

- Kräuter zerkleinern und zusammen mit Mandelöl und Kokosöl im Wasserbad bei 60 °C für 2 Stunden ausziehen lassen. Vom Herd nehmen und noch 30 Minuten ziehen lassen. Durch ein feines Sieb abfiltern.
- Dann das Öl zusammen mit Bienenwachs auf 62 °C erwärmen, bis das Wachs geschmolzen ist. Vom Herd nehmen und unter Rühren abkühlen lassen. Wenn die Temperatur auf 40 °C abgekühlt ist, wird die Sheabutter eingerührt und geschmolzen. Dann, falls gewünscht, das ätherische Lavendelöl unterrühren.
- Anschließend in Salbendöschen abfüllen, abkühlen lassen und verschließen.

Mindestens 10 Monate haltbar.

RINGELBLUME

Die orange blühende Ringelblume (*Calendula officinalis*) wird in Bauerngärten gern als Zierpflanze eingesetzt. Sie können die hübschen Blüten auch für Heilzwecke verwenden, denn die Ringelblume gehört zu den besten Wundheilern in der Pflanzenwelt. Kein Wunder, dass sie in vielen Salben und Cremes vertreten ist. Die entzündungshemmenden Wirkstoffe beruhigen die gereizte Babyhaut und beugen dem Wundwerden vor. Es hat seinen Grund, dass die wunderbare Heilpflanze in vielen Babypflegeprodukten enthalten ist.

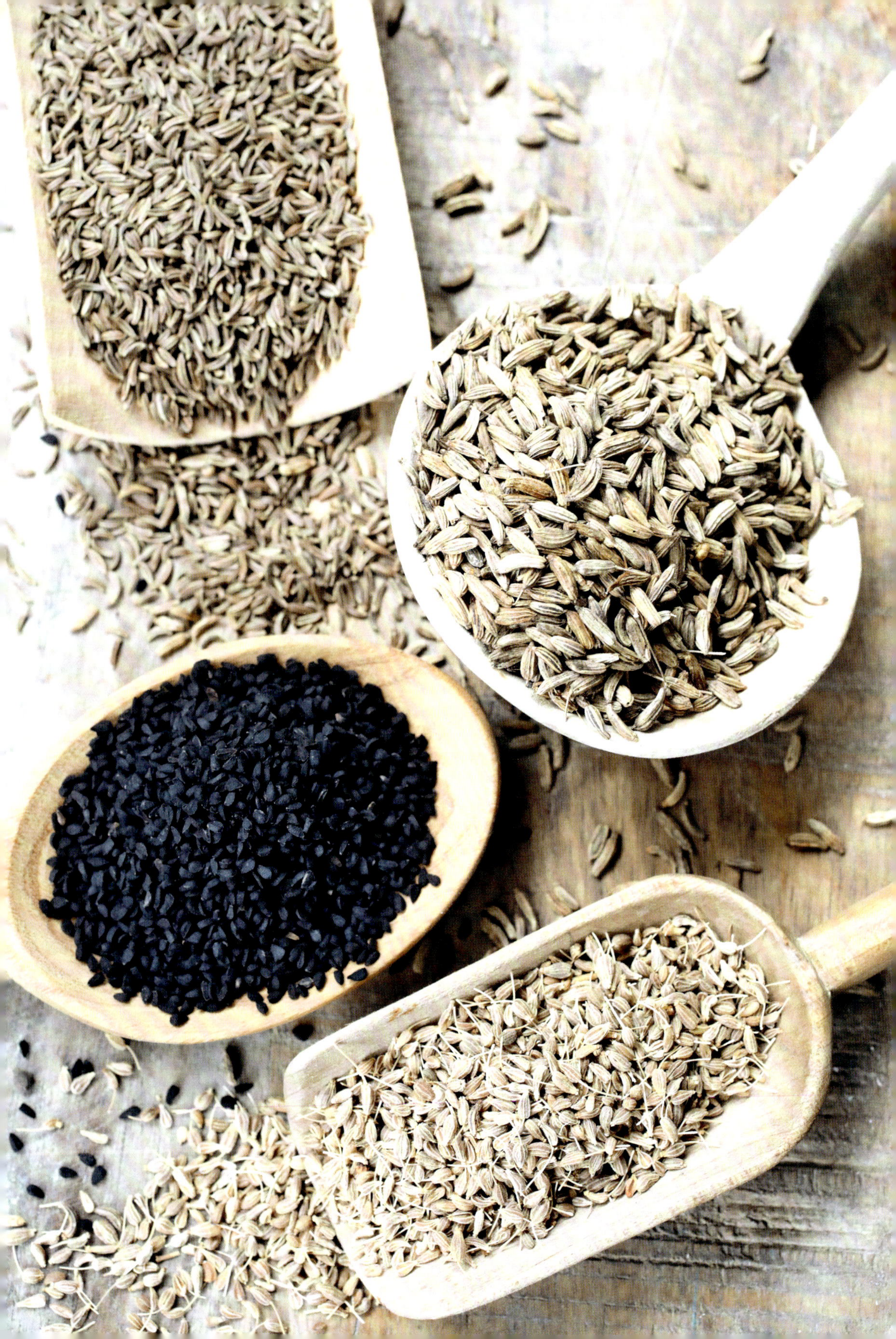

BÄUCHLEINÖL

Babys und kleine Kinder leiden öfters an Bauchweh. Das Bäuchleinöl ist für eine sanfte Bauchmassage gedacht. Die entblähenden und krampflösenden Heilpflanzen entspannen den Bauchraum. Das Kind fühlt sich durch die Einreibung geborgen, und die Bauchschmerzen verfliegen rasch. Die Massage wird in kreisenden Bewegungen im Uhrzeigersinn durchgeführt. Wichtig ist dabei, dass das Öl sowie Ihre Hand angenehm warm sind.

120 ml Mandelöl
6 g Anis
5 g Kümmel
3 g Majoran
3 g Schwarzkümmel
3 g Fenchel
5 Tropfen äth. Lavendelöl
3 Tropfen äth. Kümmelöl

- Nach den Vorgaben des Grundrezeptes für Heißauszüge auf Seite 42 legen Sie die im Mixer oder im Mörser zerkleinerten Heilpflanzen in das Öl und lassen sie dort bei 55 °C etwa 2 Stunden ausziehen. Nach der Auszugszeit wird das Öl abgefiltert. Sie können den Ölauszug auch nach der Warmmethode (Seite 39f.) durchführen.
- Wenn das Öl unter 40 °C abgekühlt ist, können Sie die ätherischen Öle zugeben.

Mindestens 10 Monate haltbar.

Tipp Das Öl kann auch von Erwachsenen bei Blähungen und Krämpfen eingesetzt werden. Dazu wird der Anteil des ätherischen Kümmelöls verdoppelt.

KÜMMEL

Der heimische Wiesenkümmel (*Carum carvi*) gehört zur Familie der Doldenblütengewächse. Die aromatischen Kümmelfrüchte wirken antibakteriell und appetitanregend. Außerdem haben die darin enthaltenen ätherischen Öle beachtliche blähungswidrige und krampflösende Eigenschaften. Wegen der vorzüglichen Wirkung auf die Verdauungsorgane sind Kümmelfrüchte bei Erwachsenen ein beliebtes Gewürz für blähungsfördernde Lebensmittel wie beispielsweise Kohlgerichte. In der Volksmedizin wird den kleinen Früchten zudem eine milchbildungsfördernde Wirkung zugeschrieben.

Heilsames für die Frau

MENSTRUATIONSÖL

Das entspannende Menstruationsöl hilft bei einer schmerzhaften Regelblutung. Reiben Sie sich damit mehrmals täglich im Uhrzeigersinn den Unterbauch ein. Beginnen Sie damit am besten schon 1–2 Tage vor der zu erwartenden Menstruation.

70 ml Mandelöl
30 ml Jojobaöl
5 g Lavendelblüten, frisch
5 g Schafgarbenblüten, frisch
5 g Kamillenblüten, frisch
6 Tropfen äth. Majoranöl
6 Tropfen äth. Muskatellersalbeiöl
1–2 Tropfen äth. Rosenöl

- Nach den Vorgaben des Grundrezeptes für Heißauszüge auf Seite 42 lassen Sie die zerkleinerten Blüten bei 55 °C ca. 2 Stunden lang im Mandel- und Jojobaöl ausziehen. Alternativ können Sie auch die halbe Menge getrockneter Blüten verwenden. Sie können den Ölauszug auch traditionell nach der Warmmethode (Seite 39f.) durchführen.
- Nach der Auszugszeit wird das Öl abgefiltert. Wenn es auf unter 40 °C abgekühlt ist, können Sie die ätherischen Öle untermischen. In dunkle Fläschchen abfüllen.

Das Öl ist etwa 10 Monate haltbar.

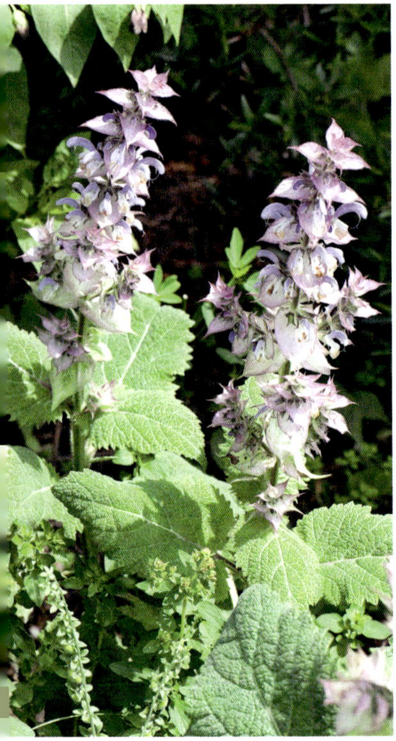

Muskatellersalbei wirkt krampflösend, hat aber noch viele weitere Wirkungen.

MUSKATELLERSALBEIÖL

Der aus dem Mittelmeerraum stammende Muskatellersalbei (*Salvia sclarea*) wurde früher auch in Mitteleuropa kultiviert, und zwar, um Weine zu aromatisieren. Die zweijährige Pflanze mit den intensiv duftenden Blüten ist in der Aromatherapie sehr bekannt. Das ätherische Öl wirkt krampflösend, entspannend und hormonmodulierend. Es eignet sich also gut bei menstruationsbedingten Krämpfen und beim prämenstruellen Syndrom. Dem „Frauenöl" wird auch eine östrogenähnliche Wirkung nachgesagt, weshalb es vor allem bei Wechseljahrbeschwerden eingesetzt wird, wenn es beispielsweise um Hitzewallungen geht.

HAUTÖL FÜR DIE WECHSELJAHRE

Das hautpflegende Öl eignet sich ideal zur Massage bei hormonell bedingten Stimmungsschwankungen, insbesondere während der Wechseljahre. Die Komposition der Öle wirkt ausgleichend und entspannend. Massieren Sie das erwärmte Öl sanft auf Unterleib, Lendenbereich und Oberschenkelinnenseite.

75 ml Mandelöl
30 g Kokosöl
je 15 g Mönchspfeffer- und Granatapfelsamen
10 ml Nachtkerzenöl
8 Tropfen äth. Muskatellersalbeiöl
5 Tropfen äth. Lavendelöl
4 Tropfen äth. Ylang-Ylang-Öl
3 Tropfen äth. Cajeputöl
2 Tropfen äth. Rosengeranienöl

- Entfernen Sie zunächst beim Granatapfelsamen das Fruchtfleisch und legen Sie ihn für 1–2 Stunden zum Trocknen bei 40 °C in den Backofen.
- Nach den Vorgaben des Grundrezeptes für Heißauszüge auf Seite 42 lassen Sie die im Mixer zerkleinerten Granatapfel- und Mönchspfeffersamen dann im Mandel- und Kokosöl ausziehen. Das Öl wird dazu 2 Stunden lang auf 60 °C erwärmt.
- Nach der Auszugszeit wird es abgefiltert. Wenn es auf unter 40 °C abgekühlt ist, können Sie die ätherischen Öle und das Nachtkerzenöl untermischen.
- Der Ölauszug kann auch nach der Warmmethode (Seite 39f.) durchgeführt werden.

In dunklen Fläschchen gelagert 10 Monate haltbar.

MÖNCHSPFEFFER (KEUSCHLAMM)

Der Mönchspfeffer (*Vitex agnus-castus*) ist im gesamten Mittelmeergebiet heimisch. In milden Weinbaugebieten können Sie den bis zu 4 m hohen Strauch auch in unseren Breiten anpflanzen. Der Mönchspfeffer ist das meistgenutzte pflanzliche Arzneimittel gegen PMS-Beschwerden und Zyklusstörungen. Die deutschen Namen Mönchspfeffer und Keuschlamm kommen übrigens daher, dass die Mönche einst die pfefferähnlichen Früchte nutzten, um das Keuschheitsgelübde besser einhalten zu können – sie wurden keusch wie Lämmer!

CELLULITEÖL

Das Celluliteöl strafft und glättet die Haut. Die enthaltenen Kräuter regen Hautstoffwechsel und -durchblutung an. Am besten, Sie fertigen das Öl im Mai, wenn die Birkenblätter noch ganz jung sind. Massieren Sie damit täglich die betroffenen Hautpartien in kreisenden Bewegungen. Das Öl zieht noch besser ein, wenn Sie die Haut vorher sanft mit einer Massagebürste massieren.

60 ml Sesamöl
30 ml Jojobaöl
20 ml Weizenkeimöl
6 g junge Birkenblätter, frisch
4 g Efeublätter, frisch
4 g Rosmarinblätter, frisch
4 g Ingwer, frisch
6 Tropfen äth. Grapefruitöl
4 Tropfen äth. Rosmarinöl
3 Tropfen äth. Wacholderbeeröl

- Nach den Vorgaben des Grundrezeptes für Warmauszüge auf Seite 39f. legen Sie die kleingeschnittenen Kräuter in Öl und lassen sie darin 3–6 Tage ausziehen. Falls Sie keine frischen Kräuter zur Verfügung haben, können Sie alternativ die halbe Menge getrockneter Kräuter verwenden.
- Nach der Auszugszeit wird das Öl abgefiltert und die ätherischen Öle werden zugefügt.
- Möglichst in dunkle Flaschen (Braunglas, Violettglas) abfüllen.

Mindestens 10 Monate haltbar.

BIRKE

Die Hänge-Birke (*Betula pendula*) hat eine uralte Tradition als Frühlingsbaum. Die jungen Birkenblätter sind eine klassische Zutat in sogenannten „Blutreinigungstees“, die bei Frühjahrskuren Anwendung finden. Kein Wunder, denn die Birkenblätter wirken harntreibend. Traditionell werden die Birkenblätter aber auch äußerlich zur Hautstraffung eingesetzt. Diese festigende Wirkung auf das Bindegewebe kann man sich bei der Behandlung von Cellulite zunutze machen.

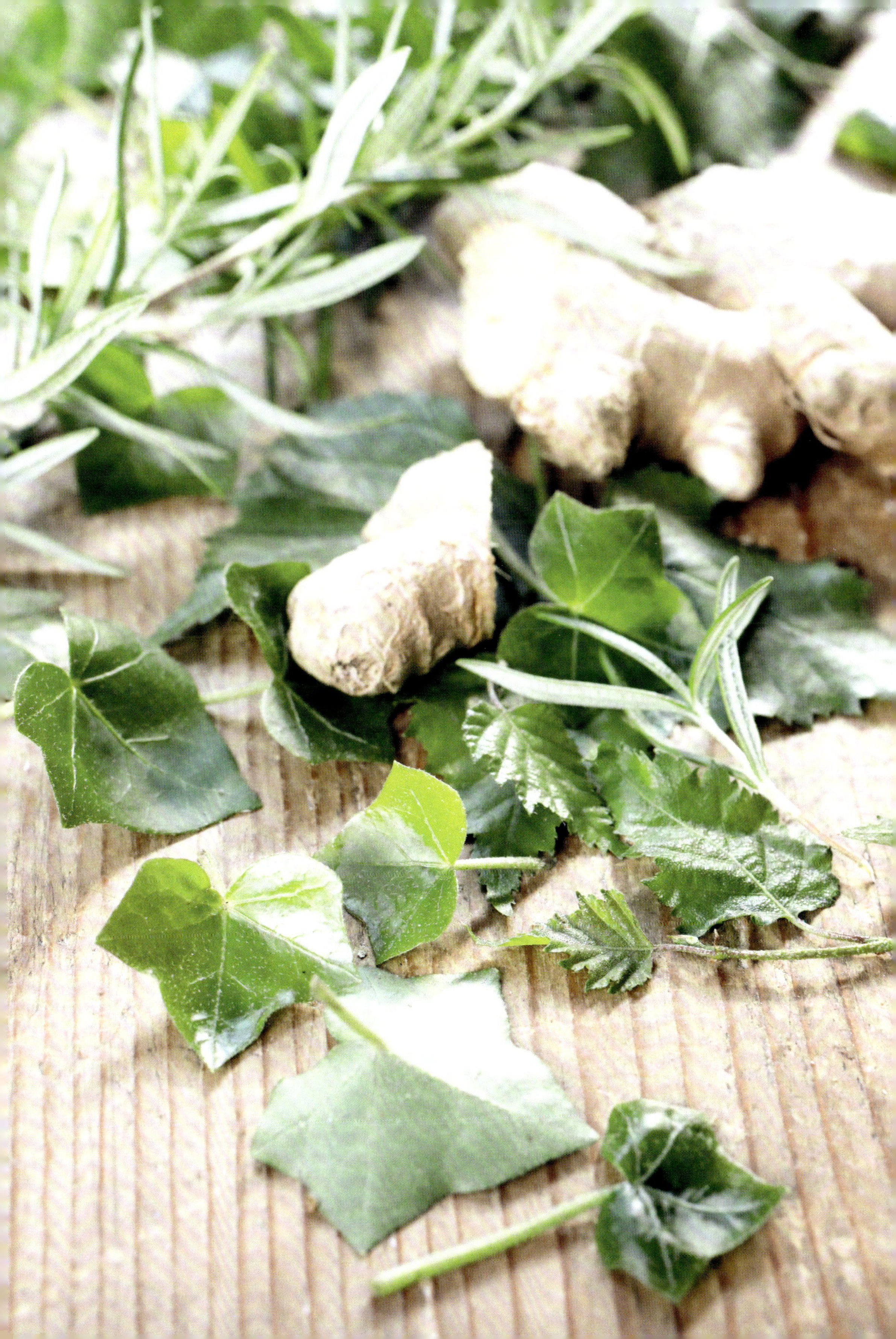

RUCK-ZUCK-CELLULITEÖL

Ein „Ruck-Zuck-Celluliteöl" bekommen Sie, indem Sie ein gut hautgängiges Basisöl mit ca. 1,5 % ätherischen Ölen anreichern (30 Tropfen auf 100 ml). Zu den stoffwechselanregenden und durchblutungsfördernden Ölen gehören z. B. Grapefruit, Orange, Pfefferminze, Pfeffer, Rosengeranie, Rosmarin, Wacholderbeere, Zitrone, Zypresse und Zeder. Das Ruck-Zuck-Celluliteöl wirkt hautstraffend und bindegewebsstärkend.

100 ml Mandelöl
50 ml Jojobaöl
45 Tropfen ätherisches Öl (z. B. 15 Tropfen Orange, 10 Tropfen Zypresse, 10 Tropfen Rosmarin, 5 Tropfen Pfefferminze, 5 Tropfen Pfeffer)

- Tropfen Sie die ätherischen Öle in das Basisöl und schütteln das Gemisch gut durch.

Kühl und dunkel gelagert hält es mindestens 1 Jahr.

ROSMARINÖL

Der Rosmarin (*Rosmarinus officinalis*) kommt ursprünglich aus dem Mittelmeerraum, ist aber schon seit Jahrhunderten ein gern gesehener Gast in unseren Gärten. Er wurde einst von den Benediktinermönchen aus Italien über die Alpen gebracht. Aus den Blättern des Lippenblütlers wird das ätherische Rosmarinöl destilliert. Die Heilwirkungen sind sehr vielseitig: Uns interessiert vor allem seine belebende und durchblutungsfördernde Wirkung bei der äußeren Anwendung. Durch die verstärkte Durchblutung wird das Bindegewebe gestärkt und gestrafft. Rosmarinöl hilft auch bei Muskelverspannungen und rheumatischen Beschwerden. Nicht anwenden bei Bluthochdruck.

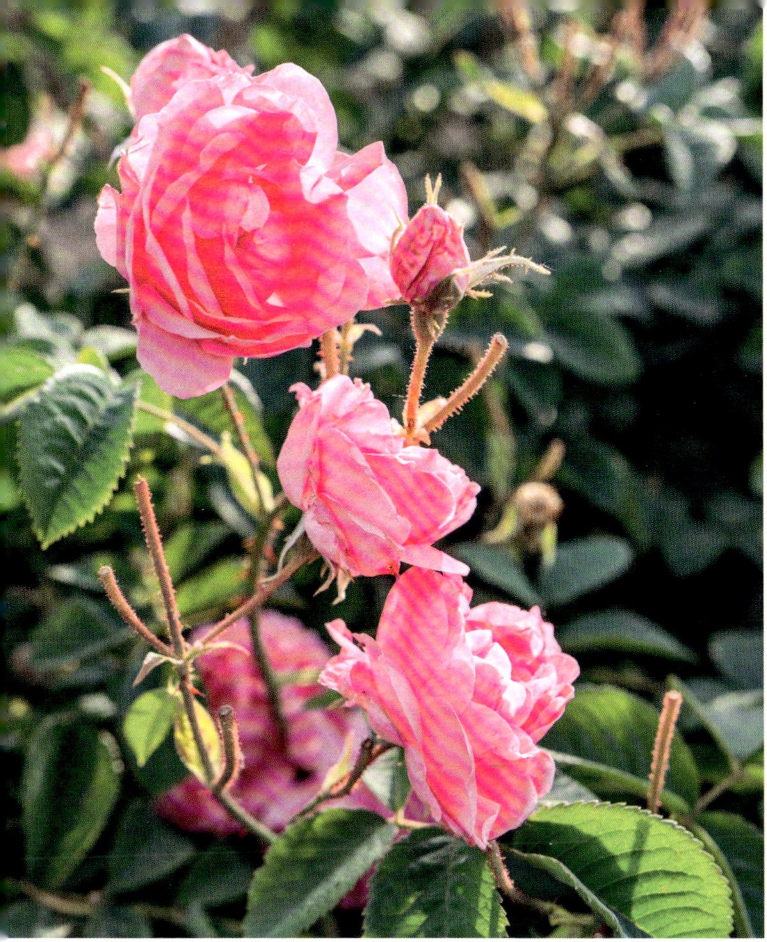

Damaszenerrose im Anbaugebiet in Bulgarien.

GEBURTSVORBEREITUNGSÖL

Das Vitamin-E-reiche Massageöl hilft Schwangeren bei der Vorbereitung der Geburt, denn es lockert bei regelmäßiger Dammmassage das Dammgewebe und macht es weich, elastisch und dehnungsfähig. Die milden ätherischen Öle haben eine entspannende Wirkung. Das Öl dient der Vorbeugung von Dammrissen und wird von Hebammen ab der 34. Schwangerschaftswoche empfohlen. Die Massage der Dammregion sollte 3- bis 4-mal wöchentlich 5–10 Minuten lang durchgeführt werden.

30 ml Mandelöl
30 ml Weizenkeimöl
4 Tropfen äth. Muskatellersalbeiöl
4 Tropfen äth. Lavendelöl
1–2 Tropfen äth. Rosenöl

- Mischen Sie alle Zutaten zusammen und schütteln das Gemisch gut durch. In dunkle Fläschchen füllen und möglichst kühl aufbewahren.

Mindestens 10 Monate haltbar.

ROSENÖL

Rosenöl wird durch Wasserdampfdestillation aus den Blüten verschiedener Duftrosen gewonnen. Dazu gehören beispielsweise die Damaszenerrose (*Rosa x damascena*), die Essigrose (*Rosa gallica*) oder die Hundertblättrige Rose (*Rosa x centifolia*). Sie werden vor allem in der Türkei, Bulgarien und Marokko angebaut. Die Blüten der bei uns heimischen Wildrosen enthalten kaum ätherisches Öl.

Rosenöl passt sehr gut in die Schwangerschaftszeit, da es harmonisierend und ausgleichend auf die Psyche wirkt. Es ist sozusagen ein Öl zum Entspannen und Loslassen, das im Gegensatz zu vielen anderen ätherischen Ölen auch gefahrlos in der Schwangerschaft angewendet werden kann.

SCHWANGERSCHAFTSÖL

Die regelmäßige Massage mit dem Schwangerschaftsöl verbessert die Elastizität der Haut. Die wertvollen Wirkstoffstofföle aus Sanddornfruchtfleisch und Hagebuttensamen schützen die strapazierte Haut und beugen Dehnungsstreifen vor. Massieren Sie die besonders betroffenen Regionen Bauch, Brust und Po.

90 ml Mandelöl
30 ml Jojobaöl
5 g Lavendelblüten, getrocknet
5 g Rosenblüten (von Duftrosen), getrocknet
15 ml Weizenkeimöl
10 ml Wildrosenöl
10 Tropfen Sanddornfruchtfleischöl

- Nach den Vorgaben des Grundrezeptes für Heißauszüge auf Seite 42 lassen Sie die Lavendelblüten und Rosenblüten im Mandel- und Jojobaöl ausziehen. Am besten bei 55 °C für 2 Stunden.
- Nach der Auszugszeit wird das Öl abgefiltert. Wenn es auf unter 40 °C abgekühlt ist, können Sie die Wirkstofföle untermischen.

Innerhalb von 9 Monaten verbrauchen.

WEIZENKEIMÖL

Aus den Keimlingen des Weizenkorns wird ein wertvolles Öl gepresst, das sehr viel Vitamin E und Provitamin A enthält. Dieses Öl ist wunderbar für die Haut geeignet und speziell in der Schwangerschaft sehr hilfreich. Es hat sich besonders bewährt zur Vorbeugung gegen typische Schwangerschaftsbegleiterscheinungen wie trockene Haut, Dehnungsstreifen und Hautrisse. Weizenkeimöl lässt sich tief in das Gewebe einmassieren, pflegt die Haut, unterstützt die Zellerneuerung und regt die Durchblutung an. Mit regelmäßigen leichten Massagen (mehrmals täglich) können Sie Bauch, Brust und Oberschenkel vor allzu großen Schäden bewahren. Beginnen Sie mit der Anwendung möglichst früh in der Schwangerschaft.

BODY-BUTTER GEGEN DEHNUNGSSTREIFEN

Die Body-Butter enthält eine wunderbare Kombination von heilsamen Fetten und Ölen. Diese Zutaten spenden Feuchtigkeit, machen die Haut weich und geschmeidig und beugen somit Schwangerschaftsstreifen vor.

40 g Kokosöl
20 g Sheabutter
20 g Kakaobutter
8 Tropfen äth. Lavendelöl
6 Tropfen äth. Neroliöl
4 Tropfen äth. Sandelholzöl

- Alle Fette im Wasserbad bei 35 °C einschmelzen und gut umrühren.
- Vom Herd nehmen und die ätherischen Öle einrühren. Füllen Sie die Butter in Salbendöschen und lassen Sie sie vor dem Verschließen auskühlen.

Die Body-Butter ist mindestens 10 Monate haltbar.

Tipp Sie können der Body-Butter noch 10 ml Wildrosenöl beifügen. Das Alpha-Linolensäure-haltige Öl beugt nicht nur der Hautalterung vor, sondern es mildert auch Schwangerschaftsstreifen.

KAKAOBUTTER

Die Kakaobutter wird aus dem Samen des Kakaobaums (*Theobroma cacao*) gewonnen, der in den Regenwäldern Lateinamerikas vorkommt. Die Butter hat einen feinen kakaoartigen Geruch. Sie schmilzt bei Körpertemperatur und hinterlässt ein angenehm weiches Hautgefühl. Da sie eine große Tiefenwirkung besitzt, wird sie gerne zur Vorbeugung von Schwangerschaftsstreifen eingesetzt. Aufgrund der zahlreichen Fettbegleitstoffe wirkt sie zudem wundheilend und hautregenerierend. Deshalb findet sie auch in der Narbenpflege Anwendung.

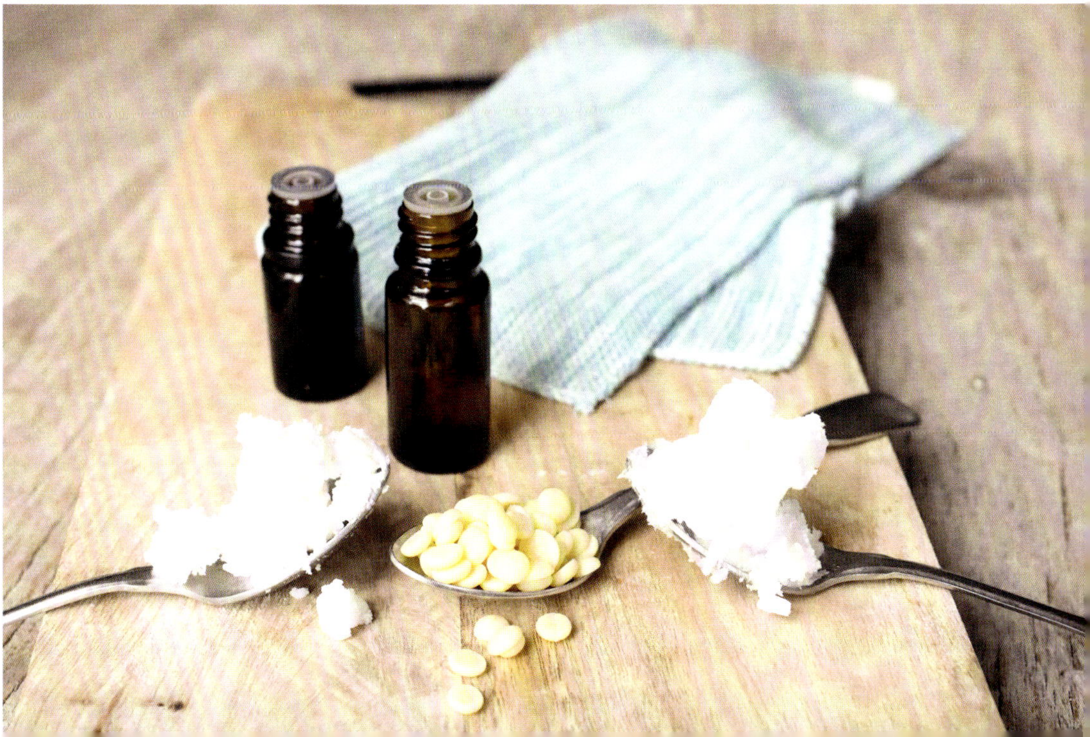

Kraftvolle Wirkstofföle selber herstellen

Für den Hausgebrauch können die wertvollen Wirkstofföle als Ölmazerat hergestellt werden. So sind sie nicht nur ein kostbares Heilmittel für die Haut, sondern sie können auch innerlich angewendet werden – allerdings wird das Mazerat für diesen Zweck nicht mit Jojobaöl angesetzt, sondern mit Oliven-, Mandel- oder Sesamöl: Mischen Sie es dann teelöffelweise unters Müsli, in Smoothies oder in Salatsaucen. Das Nachtkerzenöl wirkt sich innerlich beispielsweise bei stressbedingten Stimmungsschwankungen sowie bei Nervosität positiv aus. Das Granatapfelsamenöl ist wiederum ein wunderbares Mittel, um die hormonelle Balance herzustellen. Zudem reguliert es den Cholesterinspiegel und unterstützt das Immunsystem.

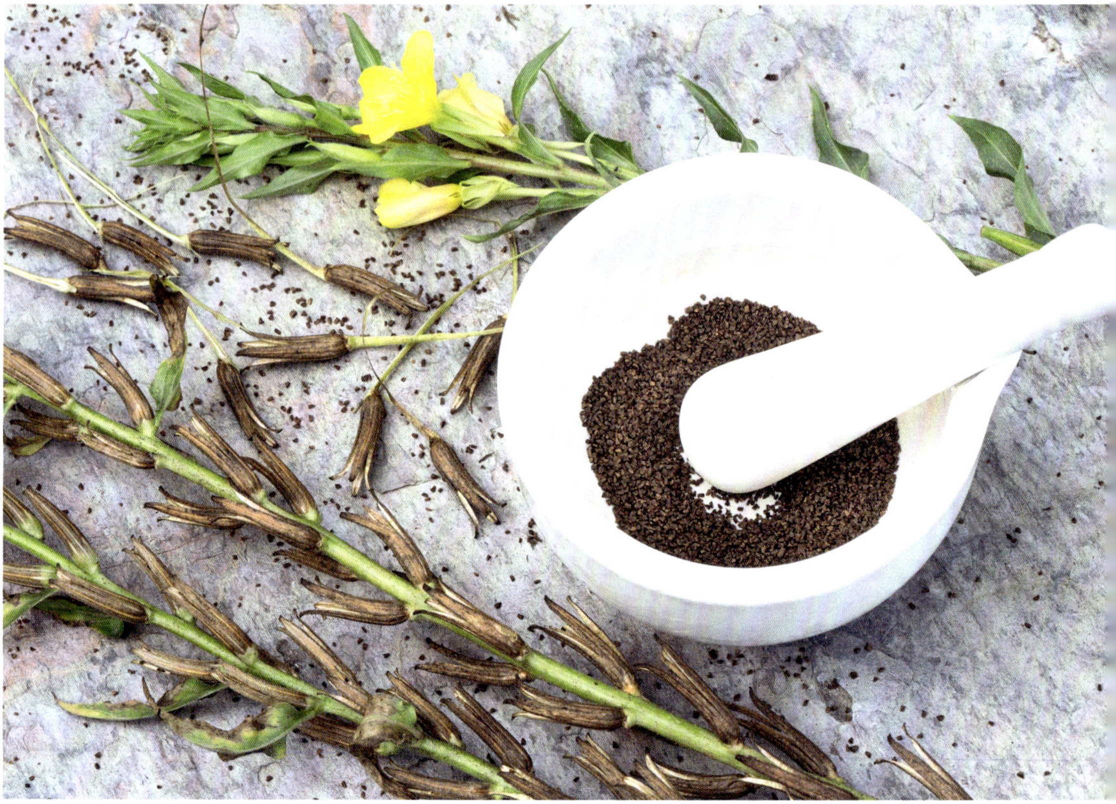

Aus selbst gesammelten Nachtkerzensamen kann man das wertvolle Öl selber gewinnen.

NACHTKERZENÖL SELBST GEMACHT

Mit diesem Verfahren können Sie das wertvolle Öl der kleinen Nachtkerzensamen nutzen, ohne es teuer kaufen zu müssen. Das Öl wirkt entzündungshemmend, juckreizstillend und hautregenerierend. Es ist ein Erste-Hilfe-Öl bei vielen Hautproblemen und wird gerne bei Neurodermitis verwendet. Es kann sehr sparsam eingesetzt werden: Einfach die betroffenen Hautstellen damit betupfen und es dann leicht einmassieren.

20 ml Jojobaöl
6 g Nachtkerzensamen
optional: 2 Tropfen äth. Lavendelöl.
(Für eine innerliche Anwendung das Jojobaöl durch Olivenöl ersetzen und auf das ätherische Lavendelöl verzichten!)

- Zunächst müssen Sie Nachtkerzensamen kaufen oder selbst sammeln. Die kleinen braun-schwarzen Samen können im Herbst recht schnell geerntet werden, denn in einer Kapsel befinden sich davon bis zu 200. Ernten Sie die Kapseln, wenn sie sich gerade öffnen, und trocknen Sie sie auf der Heizung etwas nach. Dann wird der Samen aus den Kapseln herausgeklopft.
- Am besten, Sie geben den Samen in einen Mixer oder Mörser und pulverisieren ihn. Dann wird er gleich mit dem Jojobaöl vermischt. Es ist auch möglich, ihn zusammen mit dem Öl zu mixen.
- Öl und Samen nun im Wasserbad auf 55 °C erwärmen und 2 Stunden lang ausziehen lassen.
- Dann durch ein sehr feines Sieb oder Filterpapier laufen lassen. Falls gewünscht, das Lavendelöl untermischen.
- Anschließend das Gemisch in kleine dunkle Tropffläschchen füllen.

Kühl gelagert hält sich das Öl 3–4 Monate.

NACHTKERZE

Die Nachtkerze (*Oenothera biennis*) ist vor allem durch das wertvolle fette Öl ihrer Samen bekannt geworden. In der ursprünglichen Heimat Nordamerika nutzten die Indianer die gelben Blüten bei Husten. Die mild süßlich schmeckenden Blüten, die sich abends öffnen, eignen sich aber auch als essbare Dekoration für Salate und Desserts. Auch die Wurzel ist essbar, allerdings nur im Frühling, bevor die Blüten erscheinen. Später wird sie holzig. Sie schmeckt schwarzwurzelähnlich. Es gibt in Deutschland etwa 50 Nachtkerzenarten, alle sind gleichermaßen verwendbar.

SANDDORNÖL SELBST GEMACHT

Mit diesem Verfahren können Sie das wertvolle Öl gewinnen, das sich im Fruchtfleisch und in den Samenkernen des Sanddorns befindet, und müssen es nicht teuer kaufen. Das Öl enthält viel Vitamin E und viele Carotinoide. Letztere verleihen ihm seine charakteristische Farbe. Sanddornöl wirkt hautpflegend, wundheilend und schmerzlindernd. Es ist eines der besten Öle zur Regeneration geschädigter Haut, z. B. bei Verbrennungen, sowie zur Versorgung von Narben.

35 g Pressrückstände von Sanddornbeeren
70 ml Mandelöl
30 ml Jojobaöl
(Für eine innerliche Anwendung das Jojobaöl durch Sesamöl ersetzen!)

- Für die Herstellung eines Sanddornöls für den Hausgebrauch nutzen Sie die beim Entsaften oder Passieren von Sanddornbeeren anfallenden Pressrückstände.
- Legen Sie diese für 2 Stunden bei 40 °C zum Trocknen in den Backofen. Anschließend schlagen Sie die Fruchtfleischreste und Samenkerne zusammen mit dem Öl im Mixer klein.
- Dann an einem warmen Platz 1 Woche ausziehen lassen und dabei ab und zu umrühren. Durch ein sehr feines Sieb abgießen und abpressen. Alternativ können Sie den Auszug auch am Herd herstellen, indem Sie die Sanddorn-Öl-Mischung 2 Stunden im Wasserbad auf 50 °C erwärmen.
- Bitte beachten Sie, dass das Öl Haut und Kleidung färben kann, wenn es zu hoch dosiert wird.

Kühl lagern und innerhalb von 3 Monaten verbrauchen.

Tipp Sie können das Öl auch sehr gut aus getrockneten Sanddornbeeren herstellen. Diese werden im Mixer zerschlagen und dann wie im Rezept beschrieben in Öl ausgezogen. Man benötigt 20 g getrocknete Beeren auf 100 ml Öl.

SANDDORN

Die Früchte des Sanddorns (*Hippophae rhamnoides*) sind sehr vitaminreich, weshalb man sie auch „Zitrone des Nordens“ nannte. Hervorzuheben ist der hohe Gehalt an den Vitaminen C und E. Deshalb eignet sich der saure Sanddornsaft sehr gut zur Abwehr von Infekten. Mischen Sie ihn zur besseren Genießbarkeit mit Apfelsaft.

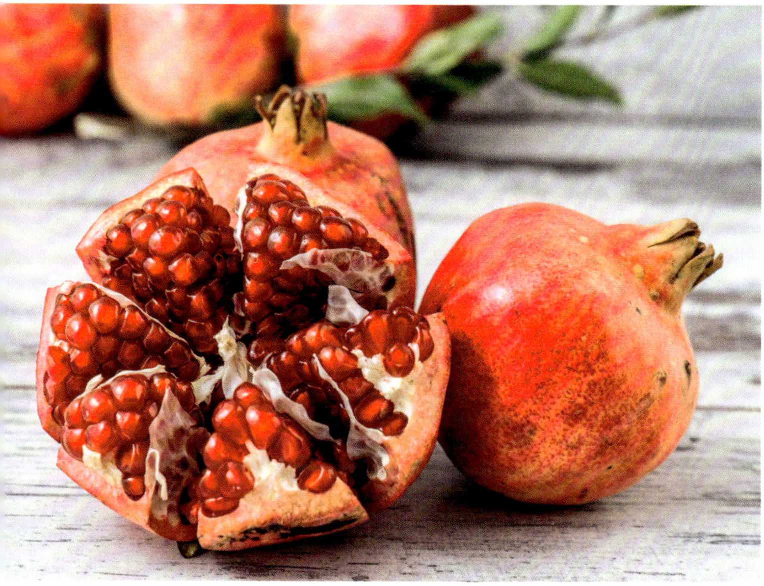

GRANATAPFELSAMENÖL SELBST GEMACHT

Mit diesem Verfahren können Sie das kostbare Öl der Granatapfelsamen nutzen, ohne das teure Kernöl fertig zu kaufen. Das entzündungshemmende Öl enthält sehr viele ungesättigte Fettsäuren und Phytohormone. Es wirkt antioxidativ, hormonregulierend und hautregenerierend. So wird es unter anderem bei vielen Hauterkrankungen unterstützend eingesetzt.

35 g Samen vom Granatapfel (eventuell Pressrückstände bei der Entsaftung)
60 ml Mandelöl
40 g Kokosöl
(Für eine innerliche Anwendung das Kokosöl durch Olivenöl ersetzen!)

- Entfernen Sie zunächst beim Granatapfelsamen das Fruchtfleisch und legen Sie ihn für 1–2 Stunden zum Trocknen bei 40 °C in den Backofen.
- Nach den Vorgaben des Grundrezeptes für Heißauszüge auf Seite 42 lassen Sie die Samen, im Mixer oder Mörser zerkleinert, 2 Stunden im Mandel- und Kokosöl ausziehen. Das Öl wird dazu im Wasserbad auf 55 °C erwärmt.
- Nach der Auszugszeit wird es durch ein sehr feines Sieb abgefiltert. In kleine dunkle Fläschchen füllen und kühl lagern.

Möglichst innerhalb von 3–4 Monaten verbrauchen.

GRANATAPFEL

Die Früchte des Granatapfels (*Punica granatum*) verbinden auf exotische Weise süßen und sauren Geschmack, weshalb die orientalische und mediterrane Küche sie gerne verwendet. Die Frucht ist reich gesegnet mit sekundären Pflanzenstoffen und hat deshalb gesundheitlich sehr viele Vorteile: Der Saft wirkt sich positiv auf die Herzkranzgefäße aus, senkt den Blutdruck und bietet präventiven Schutz vor Prostatakrebs. In der Antike galten die Früchte als Symbol der Fruchtbarkeit, heute spielen sie wegen der östrogenähnlichen Wirkstoffe eine wichtige Rolle bei Wechseljahrbeschwerden.

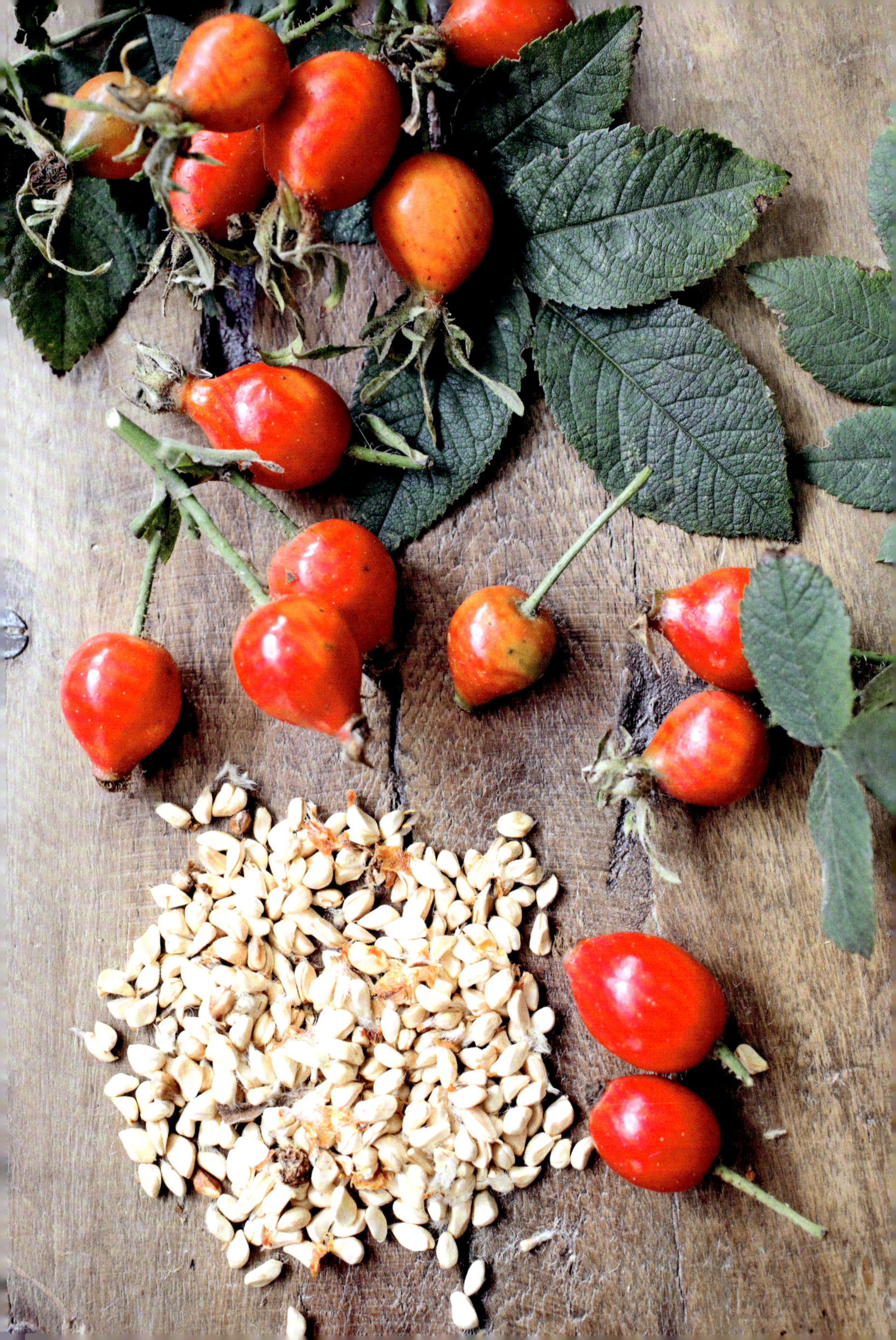

HAGEBUTTENSAMENÖL SELBST GEMACHT

Mit diesem Verfahren können Sie das wertvolle Kernöl der Hagebutten gewinnen und müssen es nicht teuer kaufen. Für die Produktion eignen sich die Hagebuttensamen aller Wildrosenarten. Das entzündungshemmende Öl wirkt antioxidativ, entzündungshemmend und hautregenerierend. Es wird unter anderem in der Kosmetik gegen die Alterung der Haut eingesetzt.

35 g Samen von Hagebutten (eventuell Rückstände bei der Herstellung von Hagebuttenmark)
50 ml Mandelöl
50 ml Jojobaöl
(Für eine innerliche Anwendung das Jojobaöl durch Sesamöl ersetzen!)

- Entkernen Sie zunächst die frischen Hagebutten und spülen Sie die Kerne dann in Wasser, um die Härchen zu entfernen. Legen Sie den Samen für 2 Stunden zum Trocknen bei 40 °C in den Backofen.
- Zerkleinern Sie anschließend den Samen im Mixer oder Mörser und lassen ihn nach den Vorgaben des Grundrezeptes für Heißauszüge (auf Seite 42) 2 Stunden im Öl ausziehen. Das Öl wird dazu im Wasserbad auf 55 °C erwärmt.
- Nach der Auszugszeit filtern Sie es durch ein sehr feines Sieb. In kleine dunkle Fläschchen füllen und kühl lagern.

Möglichst innerhalb von 3–4 Monaten verbrauchen.

HAGEBUTTEN

Die leuchtend roten Früchte verschiedener Wildrosenarten (*Rosa* sp.) werden als Hagebutten bezeichnet. Sie sind absolute Vitaminbomben: Sie enthalten vor allem Vitamin A, C und E – der Vitamin-C-Gehalt ist 20-mal höher als bei einer Zitrone. Die roten Fruchtschalen bieten Schutz vor Krebs, Diabetes und Bluthochdruck. Außerdem helfen sie bei schmerzhaften Gelenkbeschwerden. Aus den haarigen Samenkernchen wird das Wildrosenöl hergestellt, das vor allem in der Hautpflege eingesetzt wird.

Heilpflanzen-Tabelle

Heilpflanze (*Botanischer Name,* Botanische Familie)	**Verwendeter Pflanzenteil**	**Wirkung**
Anis (*Pimpinella anisum,* Doldenblütengewächse)	Früchte	antibakteriell, entblähend, verdauungsfördernd, krampflösend, schleimlösend, milchbildend
Arnika (*Arnica montana,* Korbblütengewächse)	Blüten	entzündungshemmend, schmerzlindernd, antibakteriell, antimykotisch, haut- und schleimhautreizend
Beinwell (*Symphytum officinale,* Raublattgewächse)	Wurzel	wundheilungsfördernd, schmerzlindernd, abschwellend, entzündungshemmend
Birke (*Betula pendula,* Birkengewächse)	Blätter	harntreibend, entzündungshemmend
Braunelle (*Prunella vulgaris,* Lippenblütengewächse)	Kraut	zusammenziehend, antibakteriell, antiviral, entzündungshemmend
Chili (*Capsicum* sp., Nachtschattengewächse)	Früchte	durchblutungsfördernd, entzündungshemmend, juckreizstillend, schmerzstillend
Dost (*Origanum vulgare,* Lippenblütengewächse)	Kraut	appetitanregend, verdauungsfördernd, schleimlösend, entblähend, krampflösend
Efeu (*Hedera helix,* Araliengewächse)	Blätter	auswurffördernd, durchblutungsfördernd, entzündungshemmend, schmerzstillend
Engelwurz (*Angelica archangelica,* Doldenblütengewächse)	Wurzel	entblähend, krampflösend, verdauungsanregend, appetitanregend, gallenflussfördernd, leicht keimhemmend
Fenchel (*Foeniculum vulgare,* Doldenblütengewächse)	Früchte	entblähend, krampflösend, Steigerung der Magensekretion und der Darmbewegung, appetitanregend, antibakteriell, auswurffördernd, milchbildend
Fichte (*Picea abies,* Kieferngewächse)	Triebspitzen	schleimlösend, durchblutungsfördernd, antibakteriell
Granatapfel (*Punica granatum,* Weiderichgewächse)	Früchte	antioxidativ, blutdrucksenkend, entzündungshemmend, hormonausgleichend, zellschützend
Gundermann (*Glechoma hederacea,* Lippenblütengewächse)	Kraut	zusammenziehend, entzündungshemmend, schleimlösend, wundheilungsfördernd
Hamamelis (*Hamamelis virginiana,* Zaubernussgewächse)	Rinde	zusammenziehend, entzündungshemmend, wundheilungsfördernd, juckreizlindernd
Ingwer (*Zingiber officinale,* Ingwergewächse)	Wurzelstock	appetitanregend, verdauungsfördernd, brechreizlindernd, tonisierend, erwärmend

Hinweise (H) Nebenwirkungen (NW) Gegenanzeigen (GA)	Optimale Erntezeit (Konkrete Zeitangaben sind in vielen Fällen nicht möglich, da die Reifung oft vom Standort abhängt. Man richtet sich nach dem phänologischen Kalender.)
keine	die Dolden mit den Früchten bei Abreifung herausschneiden und nachtrocknen
H: keine innerliche Anwendung! Kann zu Herzrhythmusstörungen führen! **NW:** ödematöse Dermatitis mit Bläschenbildung **GA:** Allergie gegen Korbblütler	die voll erblühten Blütenkörbchen während der Blütezeit abpflücken
keine	während der Vegetationsruhe (Oktober–März) ausgraben
GA: Ödeme infolge eingeschränkter Herz- oder Nierentätigkeit (innerliche Anwendung)	junge Blätter im Frühling (Mai) pflücken
keine	während der Blütezeit
H: Kontakt mit Schleimhäuten vermeiden **GA:** nicht bei geschädigter Haut	bei Fruchtreife (nicht im grünen Zustand)
keine	Ernte des Blühhorizonts (obere 20 cm des bühenden Krauts) während der Vollblüte
NW: bei Überdosierung Schleimhautreizung und Übelkeit (innerliche Anwendung)	Ende August bis Ende Oktober
NW: Furanocumarine machen die Haut lichtempfindlicher; bei UV-Bestrahlung kann es zu Hautentzündungen kommen.	Wurzelernte nach der Blüte, aber vor der Samenreife
NW: selten allergische Reaktionen der Haut	reife Dolden herausschneiden, sobald sie eine graugrüne Farbe annehmen, dann noch nachtrocknen
keine	grüne Austriebe im Frühjahr (Mai) pflücken
keine	bei Fruchtreife ernten
keine	Ernte im Frühling in blühendem Zustand
keine	Rinde junger Zweige im Frühjahr
GA: Gallensteinleiden (innerliche Anwendung)	in Töpfen kultivierbar; Ernte des Wurzelstocks etwa 9 Monate nach Einpflanzen des Rhizomstücks

Heilpflanze (*Botanischer Name*, Botanische Familie)	Verwendeter Pflanzenteil	Wirkung
Johanniskraut (*Hypericum perforatum*, Johanniskrautgewächse)	Kraut	innerlich: antidepressiv, angstlösend äußerlich: entzündungshemmend, wundheilungsfördernd, antibakteriell
Kamille (*Matricaria recutita*, Korbblütengewächse)	Blüten	entzündungshemmend, krampflösend, antibakteriell, reizlindernd, mild beruhigend, wundheilungsfördernd
Kiefer (*Pinus sylvestris*, Kieferngewächse)	Triebspitzen	schleimlösend, durchblutungsfördernd, antibakteriell
Klettenwurzel (*Articum lappa*, Korbblütengewächse)	Wurzel	entzündungshemmend, harntreibend, leberschützend
Knoblauch (*Allium sativum*, Lauchgewächse)	Zwiebel	antibakteriell, antimykotisch, cholesterinsenkend, blutdrucksenkend, die Blutgefäße schützend
Königskerze (*Verbascum* sp., Braunwurzgewächse)	Blüten	schleimlösend, reizlindernd, entzündungshemmend
Kümmel (*Carum carvi*, Doldenblütengewächse)	Früchte	entblähend, krampflösend, Förderung der Magensaftsekretion, appetitanregend, antibakteriell
Lavendel (*Lavandula angustifolia*, Lippenblütengewächse)	Blüten	beruhigend, entblähend, gallenflussanregend Äth. Öl: antimykotisch, antibakteriell, wundheilend
Majoran (*Origanum majorana*, Lippenblütengewächse)	Kraut	schleimlösend, entzündungshemmend, krampflösend, verdauungsfördernd
Melisse (*Melissa officinalis*, Lippenblütengewächse)	Blätter	beruhigend, nervenstärkend, krampflösend, entblähend, antiviral
Mönchspfeffer (*Vitex agnus-castus*, Eisenkrautgewächse)	Früchte	zyklusregulierend, prolaktinhemmend
Nachtkerze (*Oenothera biennis*, Nachtkerzengewächse)	Samen	entzündungshemmend, juckreizstillend
Oregano (*Origanum vulgare* subsp. *hirtum*, Lippenblütengewächse)	Kraut	antibiotisch, antimykotisch, entzündungshemmend, krampflösend, verdauungsfördernd
Pappel (*Populus* sp., Weidengewächse)	Blätter, Rinde, Knospen	entzündungshemmend, schmerzstillend, antibakteriell
Pfefferminze (*Mentha x piperita*, Lippenblütengewächse)	Blätter	appetitanregend, entblähend, krampflösend, gallenflussfördernd, kühlend, brechreizlindernd
Ringelblume (*Calendula officinalis*, Korbblütengewächse)	Blüten	entzündungshemmend, wundheilungsfördernd, granulationsfördernd, lymphabflussfördernd, antibakteriell, die Vermehrung von Viren und Pilzen hemmend

Hinweise (H) Nebenwirkungen (NW) Gegenanzeigen (GA)	**Optimale Erntezeit** (Konkrete Zeitangaben sind in vielen Fällen nicht möglich, da die Reifung oft vom Standort abhängt. Man richtet sich nach dem phänologischen Kalender.)
NW: eventuell Photosensibilisierung bei lichtempfindlichen Menschen **GA:** schwere Depressionen (innerliche Anwendung)	Ernte des Blühhorizonts (obere 20 cm des bühenden Krauts) bei Vollblüte
GA: Allergie gegen Korbblütler	während der Vollblüte (Blütenboden ist kegelförmig gewölbt und Strahlenblüten senken sich nach unten)
keine	grüne Austriebe im Frühjahr (Mai) pflücken
keine	während der Vegetationsruhe (Oktober bis März) ausgraben
NW: selten Magen-/Darmbeschwerden	Ernte der Knollen, wenn das obere Drittel des Laubs abgestorben ist
keine	tägliche Blütenernte während der Blühzeit (vormittags)
keine	Ernte der Dolden, wenn die grüne Verfärbung der Früchte ins Bräunliche umschlägt, dann noch nachtrocknen
keine	Ernte der Blütenrispen bei Vollblüte (ein Teil der Einzelblüten ist dann schon abgeblüht)
keine	kurz vor der Vollblüte, mittags
keine	vor der Blüte (ab Mitte Mai) die Blätter abstreifen
GA: Schwangerschaft und Stillzeit (innerliche Anwendung)	abgereifte Fruchtstände abschneiden und nachtrocknen
H: innerliche Anwendung nicht bei Kindern	die Samenkapseln bei Abreifung herausschneiden und nachtrocknen, dann Samen ausschütteln
keine	kurz vor der Vollblüte, mittags
GA: Überempfindlichkeit gegenüber Salicylsäure	Ernte der Knospen und Rinde im Frühjahr
GA: Gallensteinleiden (innerliche Anwendung)	bei Blühbeginn (ab Juli) die Blätter abstreifen
NW: sehr selten allergische Reaktionen (Korbblütlerallergie)	Ernte der voll aufgeblühten Blütenkörbchen

Heilpflanze (*Botanischer Name*, Botanische Familie)	Verwendeter Pflanzenteil	Wirkung
Rose (*Rosa damascena* oder *Rosa gallica*, Rosengewächse)	Blüten	zusammenziehend, entzündungshemmend, wundheilend, beruhigend
Rosmarin (*Rosmarinus officinalis*, Lippenblütengewächse)	Blätter	verdauungsfördernd, kreislaufanregend, durchblutungsfördernd
Rosskastanie (*Aesculus hippocastanum*, Rosskastaniengewächse)	Samen	venenstärkend, vor Ödemen schützend, gefäßabdichtend
Rotklee (*Trifolium pratense*, Schmetterlingsblütengewächse)	Blüten	östrogenartig, entzündungshemmend, hautregenerierend, schleimlösend
Salbei (*Salvia officinalis*, Lippenblütengewächse)	Blätter	zusammenziehend, antibakteriell, entzündungshemmend, schweißhemmend, milchflusshemmend, verdauungsfördernd, appetitanregend
Sanddorn (*Hippophae rhamnoides*, Ölweidengewächse)	Früchte	hautregenerierend, entzündungshemmend
Schafgarbe (*Achillea millefolium*, Korbblütengewächse)	Blüten	appetitanregend, gallenflussfördernd, krampflösend, antibakteriell, blutstillend, entzündungshemmend
Schwarzkümmel (*Nigella sativa*, Hahnenfußgewächse)	Früchte	entzündungshemmend, schmerzlindernd, antiallergisch, blutdrucksenkend
Spitzwegerich (*Plantago lanceolata*, Wegerichgewächse)	Blätter	reizlindernd, antibakteriell, entzündungshemmend, wundheilungsfördernd
Steinklee (*Melilotus officinalis*, Schmetterlingsblütengewächse)	Kraut	lymphabflussfördernd, ödemprotektiv, entzündungshemmend, wundheilungsfördernd
Thymian (*Thymus vulgaris*, Lippenblütengewächse)	Kraut	schleimlösend, antimikrobiell, krampflösend, verdauungsfördernd
Wacholder (*Juniperus communis*, Zypressengewächse)	Früchte/ Beeren	durchblutungsfördernd, harntreibend, krampflösend
Wassernabel (*Centella asiatica*, Doldenblütengewächse)	Kraut	hautregenerierend, wundheilend, entzündungshemmend, antibakteriell
Weihrauch (*Boswellia* sp., Balsambaumgewächse)	Harz	entzündungshemmend, schmerzlindernd
Zistrose (*Cistus incanus*, Zistrosengewächse)	Kraut	antiviral, antibakteriell, zusammenziehend, antioxidativ

Hinweise (H) Nebenwirkungen (NW) Gegenanzeigen (GA)	Optimale Erntezeit (Konkrete Zeitangaben sind in vielen Fällen nicht möglich, da die Reifung oft vom Standort abhängt. Man richtet sich nach dem phänologischen Kalender.)
keine	Ernte der Blüte kurz nach dem Aufblühen (ab 10 Uhr)
GA: Bluthochdruck (ätherische und alkoholische Zubereitungen in der Schwangerschaft; innerliche Anwendung)	Zweige möglichst in den Sommermonaten (Juni/Juli) schneiden
NW: bei innerer Anwendung (als Fertigarzneimittel) in Einzelfällen Juckreiz, Übelkeit und Magenbeschwerden	Samen nach dem Abfallen auflesen (September/Oktober)
keine	während der Blütezeit (Mai bis September) pflücken
GA: Schwangerschaft (innerliche Anwendung)	bei Blühbeginn (ab Ende Mai) Blätter abstreifen
keine	bei Fruchtreife ernten (September/Oktober)
NW: Kontaktallergie **GA:** Korbblütlerallergie	während der Vollblüte (Juni bis September)
keine	die Samenkapseln bei Abreifung herausschneiden und nachtrocknen, dann Samen ausschütteln
keine	während der Blütezeit im Sommer (Juni bis September)
NW: in seltenen Fällen Kopfschmerzen	während der Vollblüte (Juni bis September)
keine	Ernte der Zweige bei Blühbeginn
GA: Nierenerkrankung, Schwangerschaft	blauschwarz verfärbte Beeren im Herbst (September/Oktober)
keine	bei Blühbeginn, aber auch die Blätter vor der Blüte
keine	wächst nicht in Europa
keine	während der Vollblüte die Zweige schneiden

Service

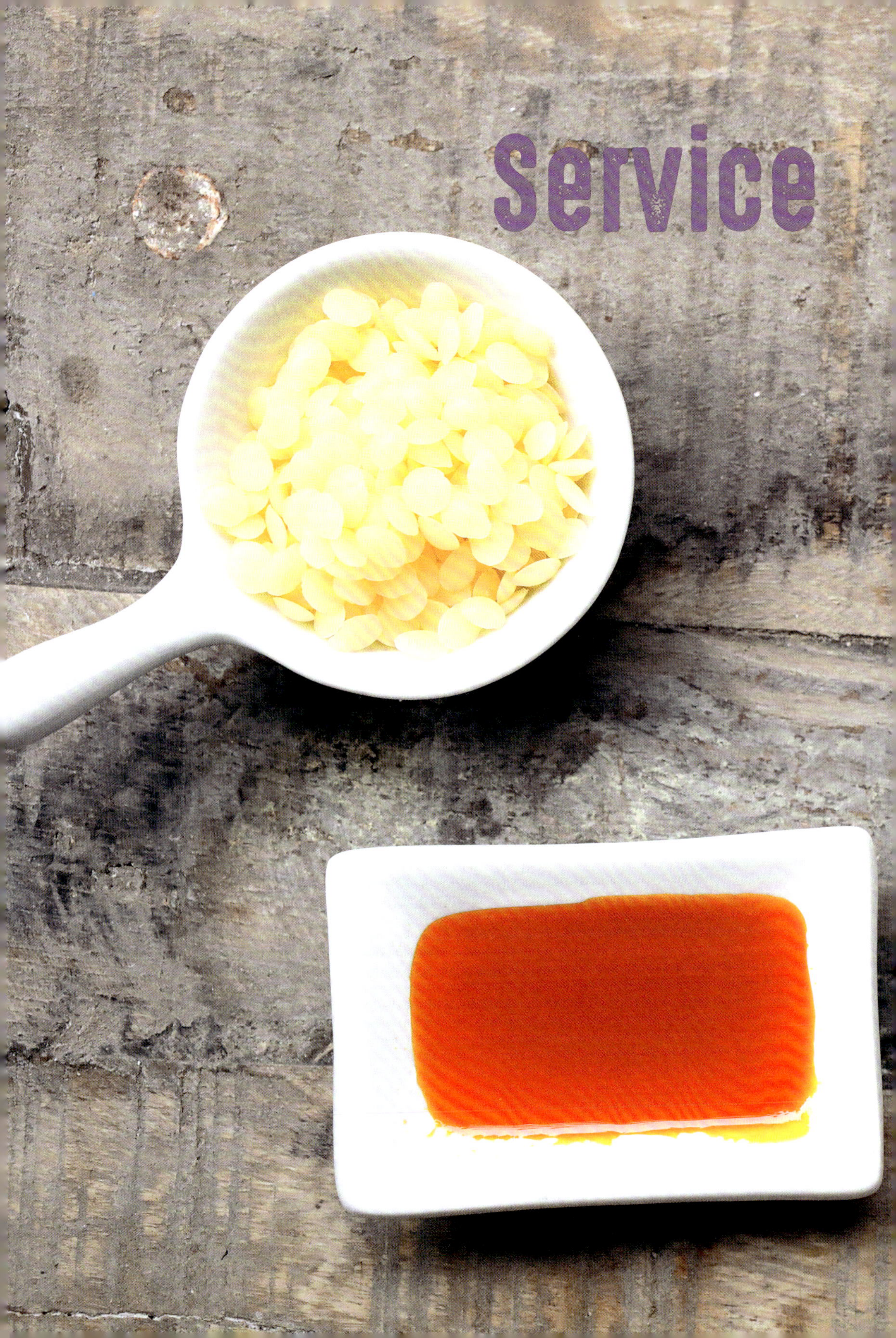

Zum Weiterlesen

Heilpflanzen anwenden

Beiser, R. (2012): **Mein Heilpflanzengarten: Gesunde Kräuter pflanzen, ernten und anwenden.** Verlag Eugen Ulmer, Stuttgart
Beiser, R. (2017): **Baum und Mensch.** Verlag Eugen Ulmer, Stuttgart
Beiser, R. (2017): **Kräuterglück: Genussvoll gärtnern mit Küchen- und Wildkräutern.** Verlag Eugen Ulmer, Stuttgart
Beiser, R. (2017): **Vergessene Heilpflanzen.** AT Verlag, Aarau
Beiser, R., Ell-Beiser, H. (2017): **Heilpflanzen-Tinkturen.** Verlag Eugen Ulmer, Stuttgart
Beiser, R. (2019): **Geheimnisse der Hecken.** Verlag Eugen Ulmer, Stuttgart
Bühring, U. (2018): **Alles über Heilpflanzen.** Verlag Eugen Ulmer, Stuttgart
Bühring, U., Ell-Beiser, H., Girsch, M. (2015): **Heilpflanzen für Kinder.** Verlag Eugen Ulmer, Stuttgart
Ell-Beiser, H. (2019): **Naturheilkunde für Frauen.** Verlag Eugen Ulmer, Stuttgart
Fischer-Rizzi, S. (2010): **Medizin der Erde.** AT Verlag, Aarau
Veit, M. (2013): **Heilkosmetik aus der Natur.** Kosmos, Stuttgart
v. Braunschweig, R. (2012): **Pflanzenöle.** Stadelmann Verlag, Wiggensbach

Pflanzenbestimmungsbücher

Beiser, R. (2012): **Heilpflanzen finden!** Verlag Eugen Ulmer, Stuttgart
Beiser, R. (2020): **Tee aus Kräutern und Früchten: Sammeln, zubereiten, genießen.** Kosmos, Stuttgart
Beiser, R. (2018): **Unsere essbaren Wildpflanzen.** Kosmos, Stuttgart
Beiser, R. (2018): **Essbare Wildkräuter und Wildbeeren für unterwegs.** Kosmos, Stuttgart
Golte-Bechtle, M., Spohn, R. und M. (2015): **Was blüht denn da?** Kosmos, Stuttgart
Kremer, B. (2014): **Essbare und giftige Wildpflanzen.** Verlag Eugen Ulmer, Stuttgart

Bezugsquellen

Ätherische Öle, Fette, Öle, Hydrolate, Konsistenzgeber, Wachse, Alkohol etc.

Dragonspice Naturwaren
www.dragonspice.de
Farfalla Essentials
Schweiz: www.farfalla.ch
Österreich: www.farfalla.eu
Maienfelser Naturkosmetik
www.maienfelser-naturkosmetik.de
Neumond – Düfte der Natur
www.neumond.de
Primavera life
www.primavera.com
Spinnrad GmbH
www.spinnrad.de
Stübener Kräutergarten
www.hinterauer.info/shop/
Gisella Manske
www.manske-shop.com
Alexmo cosmetics
www.alexmo-cosmetics.de
Meine Kosmetik
www.meinekosmetik.de
Skin Care
www.skincareonline.de

Flaschen, Tiegel, Döschen, Pipettenflaschen, Tropfflaschen, Laborbedarf etc.

www.flaschenland.de
www.glaeserundflaschen.de
www.glas-artikel.de
www.glas-shop.com
www.laborbedarfsshop.de
www.laborhandel24.de
www.manske-shop.com
www.paracelsus-versand.de
www.meinekosmetik.de
www.spinnrad.de

Suribachi-Reibeschale (Mörser)

Rudi Beiser
Seminare/Bücher
www.rudibeiser.de

Heilpflanzen, Tees

Alfred Galke
Kontrolliert biologischer Anbau und konventionelle Ware
www.galke.com
Artemisia Allgäuer Kräutergarten
Heilkräuter und Teemischungen (kontrolliert biologischer Anbau), Bücher
www.artemisia.de
Die Kräutermanufaktur
Kontrolliert biologischer Anbau, Ganzblattware
www.kraeuterland-bw.de
Kräuter Schulte
Kontrolliert biologischer Anbau und konventionelle Ware
www.kraeuterschulte.de

Schnell nachgeschlagen

Bildquellen

Die Fotos, auch die Titelfotos, stammen von **Heike Schmidt-Röger** (www.schmidt-roeger-foto.de) mit Ausnahme der folgenden: **Beiser, Rudi:** 30, 102, Klappe hinten außen; **Bellmann, Heiko/Hecker, Frank Naturfoto:** 98; **Hecker, Frank Naturfoto:** 11, 85, 88, 103, 109, 119, 136, 144; **mauritius images:** 8, 76; **Shutterstock.com:** AmyLv: 115; OzMedia: 147; patjo: 111; RaDoll: 141; Soyka: 106; **stockcreations:** Klappe vorne innen

Zeichnung Seite 17: Helmuth Flubacher

HAFTUNGSAUSSCHLUSS

Die in diesem Buch enthaltenen Empfehlungen und Angaben sind vom Autor mit größter Sorgfalt zusammengestellt und geprüft worden. Eine Garantie für die Richtigkeit der Angaben kann aber nicht gegeben werden. Autor und Verlag übernehmen keine Haftung für Schäden und Unfälle. Bitte setzen Sie bei der Anwendung der in diesem Buch enthaltenen Empfehlungen Ihr persönliches Urteilsvermögen ein.
Der Verlag Eugen Ulmer ist nicht verantwortlich für die Inhalte der im Buch genannten Websites.

BIBLIOGRAFISCHE INFORMATION DER DEUTSCHEN NATIONALBIBLIOTHEK

Die Deutsche Nationalbibliothek verzeichnet diese Publikation in der Deutschen Nationalbibliografie; detaillierte bibliografische Daten sind im Internet über http://dnb.d-nb.de abrufbar.

Wollgrasweg 41, 70599 Stuttgart (Hohenheim)
E-Mail: info@ulmer.de
Internet: www.ulmer.de
Lektorat: Ina Vetter, Melanie Kattanek
Herstellung: Isabell Scherrieble
Umschlag-Gestaltung: AntJe Warnecke, nordendesing.de
Satz: red.sign, Gerhard Junker, Stuttgart
Druck und Bindung: Westermann Druck Zwickau
Printed in Germany

FSC www.fsc.org MIX Papier | Fördert gute Waldnutzung FSC® C110508

ISBN 978-3-8186-0976-4